1日1分

痛みとこりがラクになる

筋膜《きんまく》リリース

滝澤幸一 著

ソル・エ・マーレ鍼灸整体治療院主宰

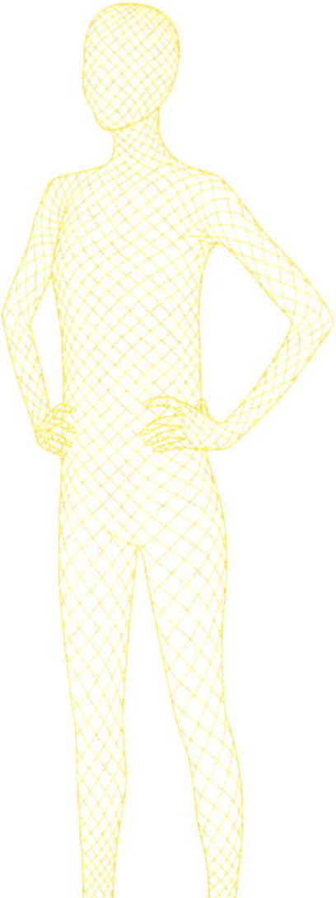

マイナビ

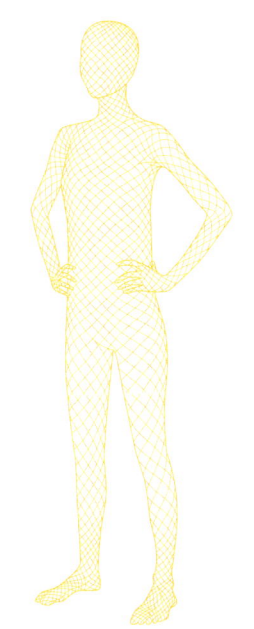

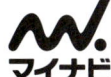

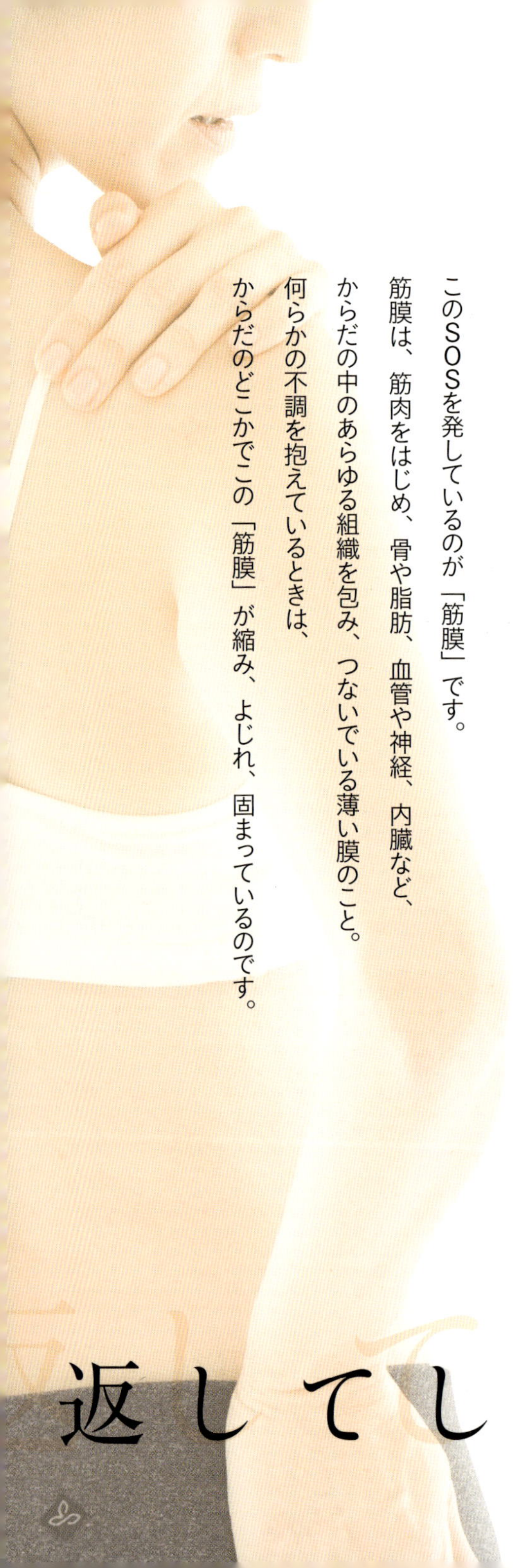

返してしまうの？

十分に休息をとっても、ストレッチや運動をして一時的によくなっても、
すぐまた繰り返してしまう、痛みやこり、不調。それは、
「まだ根本的な原因が解消されていないよ」
「このままだと、将来の病気や老化につながってしまうよ」
という、からだからのSOSです。

このSOSを発しているのが「筋膜」です。
筋膜は、筋肉をはじめ、骨や脂肪、血管や神経、内臓など、
からだの中のあらゆる組織を包み、つないでいる薄い膜のこと。
何らかの不調を抱えているときは、
からだのどこかでこの「筋膜」が縮み、よじれ、固まっているのです。

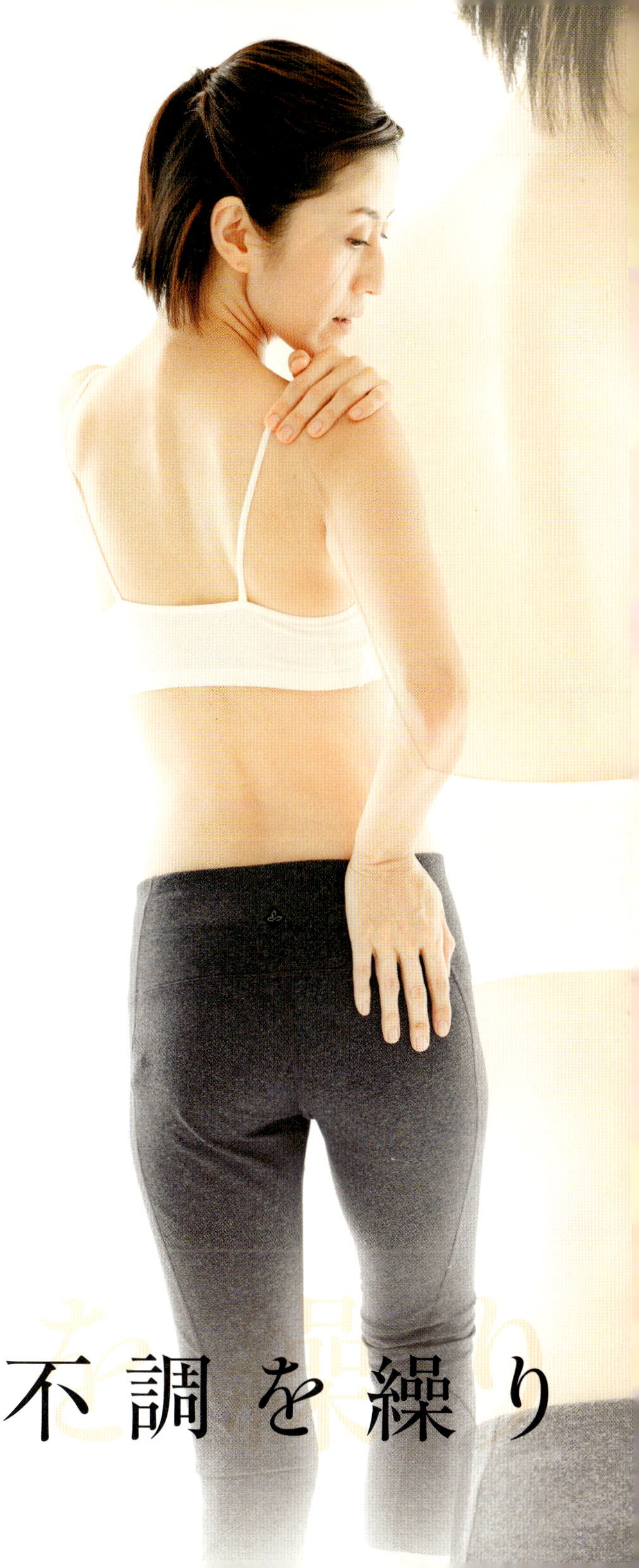

なぜ不調を繰り

筋膜にできる

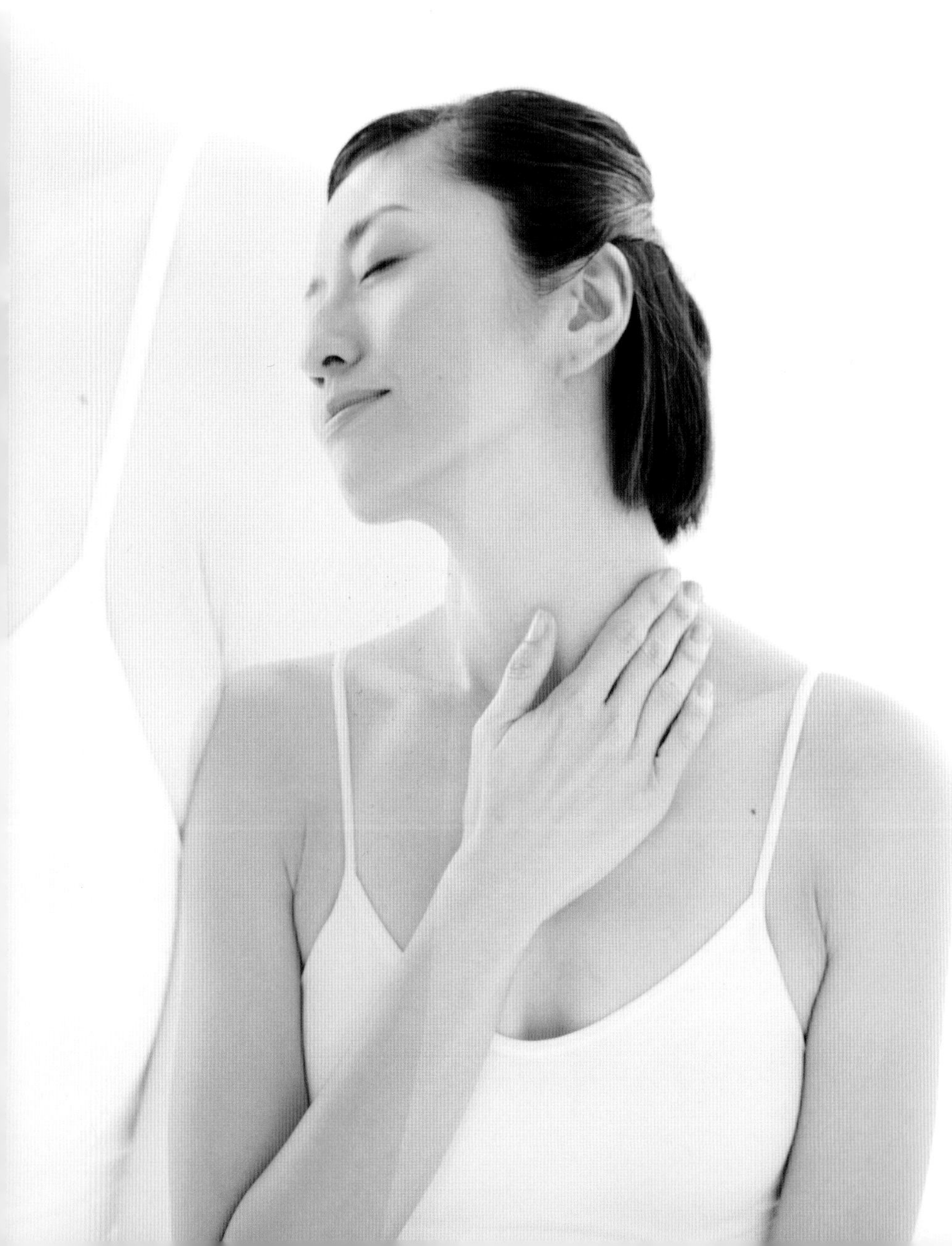

真のこりは、

長い間、こりや痛みの発生源＝トリガーポイントは、
筋肉にできると考えられてきました。

しかし、それならなぜ、
マッサージやストレッチで解消されないのでしょう。

なぜ、こりや痛みと、さまざまな不調が連動して起きるのでしょうか。

実は、トリガーポイントは筋肉ではなく「筋膜」にできます。
しかも、「筋膜」はこりや痛みなどの異常を全身に伝える、
伝達ネットワークでもあります。

そのため、からだのどこか1カ所でできた異常は、
筋膜ネットワークで全身に伝わり、影響をおよぼしてしまいます。

筋膜リリースは、不調の原因ポイントを探し出して
リリース（解放）するテクニックです。

点ではなく
面で考えよう

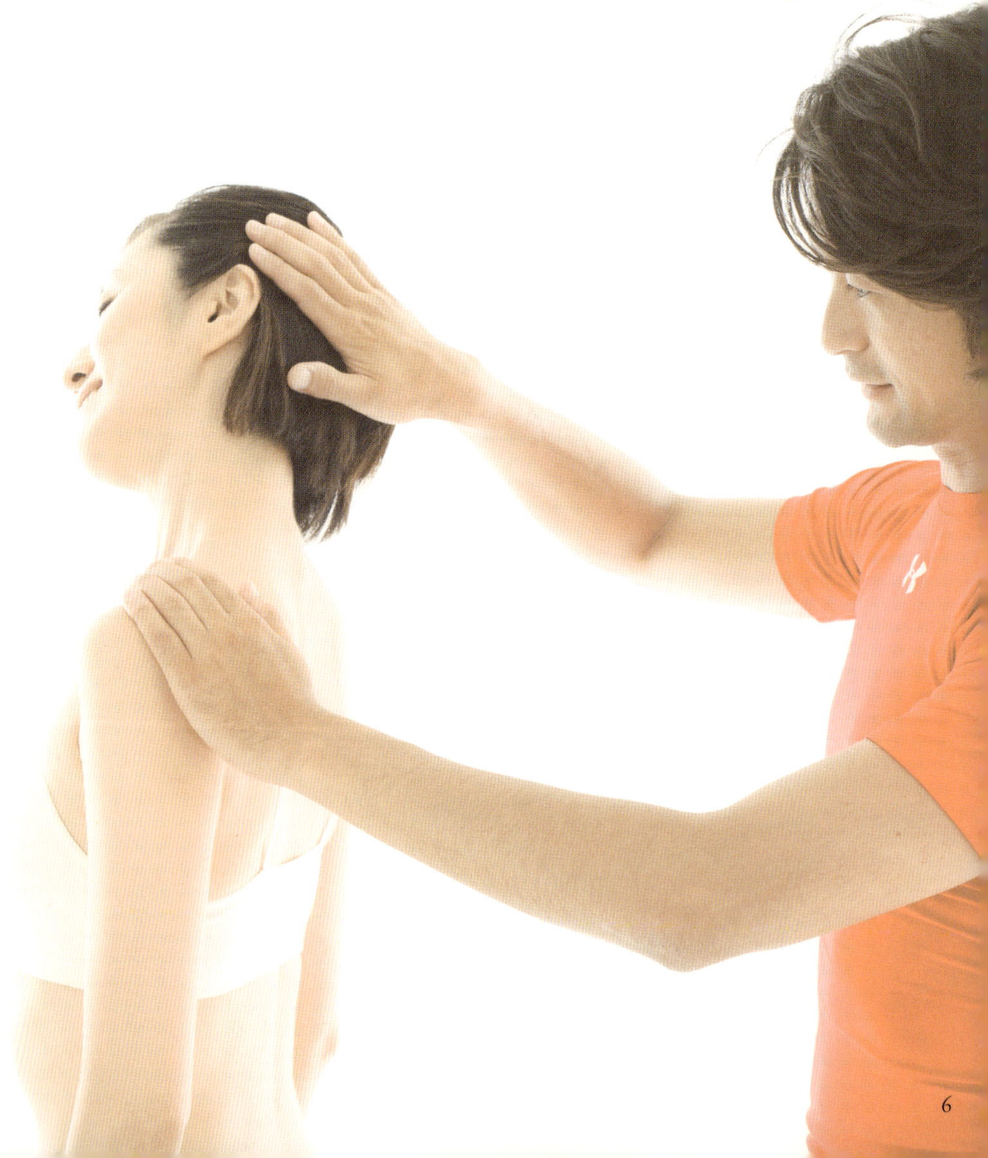

ボディケアは

痛みや不調を感じるポイントと、その原因ポイントは、必ずしも一致しません。
腰の筋膜の異常が、首で痛みを発生させたり、
内臓を圧迫してしまったりと、まさに神出鬼没です。
つらいところをピンポイントでケアするだけでは根本的な解消にはなりません。

滝澤式筋膜リリースでは、つらい悩みを「点」ではなく、
つながりのある「面」でとらえて
リリース（解放）していきます。
だから、誰でも簡単に原因ポイントをとらえ、
根本解消に近づいていけます。
忙しい人は、毎日1分でもOK。
慢性的な悩みが解消され、
徐々に体調がよくなっていくのを感じてください。
若さと健康の維持のためにも、ぜひ続けていきましょう。

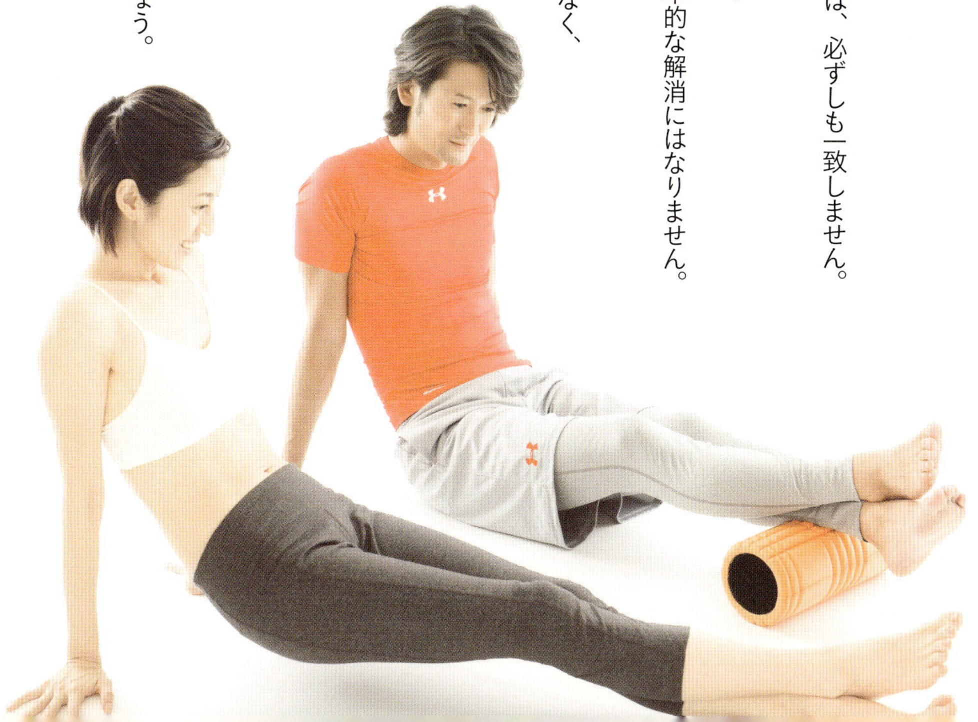

目　次

なぜ不調を繰り返してしまうの？……2
真のこりは、筋膜にできる……4
ボディケアは点ではなく面で考えよう……6
本書の流れ……12

第1章
筋膜のしくみ

筋膜とは……14
からだをすっぽりとおおうボディスーツ……16
からだのカタチは筋膜がつくっている……18
からだのゆがみは、筋膜のゆがみ!?……20
日常的な生活習慣が、筋膜をゆがませる……22
筋膜は、毎日1分でもケアすることが大切……24
ストレッチともマッサージとも違う、筋膜リリースの世界……26

筋膜リリースの効果①　内臓をあるべきところに戻す……28
筋膜リリースの効果②　滞った血流が、一気に流れ出す……30
筋膜リリースの効果③　不調のサイクルを断ち、免疫力もアップ！……32
筋膜リリース　実践のポイント1
筋膜リリースでできること、できないことを理解しよう……34
筋膜リリース　実践のポイント2
全身を5つのネットに分けて考える……36
滝澤式・筋膜リリースの基本　5つの筋膜ネット……38
筋膜リリース　実践のポイント3
ゆっくり圧迫して伸ばす。痛いのはNG……40
道具を上手に使おう……42

Column　効果を見極めながら押し伸ばすことが大切……44

第2章
基本の筋膜リリース

まず、5つの筋膜リリースをマスターしよう……46
No.1 フロントネット……48
フロントネット　基本の筋膜リリース……50
No.2 バックネット……52
バックネット　基本の筋膜リリース……54
No.3 サイドネット……56
サイドネット　基本の筋膜リリース……58
No.4 インナーネット……60
インナーネット　基本の筋膜リリース……62
NO.5 アームネット……64
アームネット　基本の筋膜リリース……66

Column　筋膜リリースの効果的なタイミング……68

第3章
こりと痛みに効く筋膜リリース

ストレスと座りっぱなしの生活が筋膜をこわばらせる……70
自分に合ったネットを見つけ、ピンポイントでこまめにリリース……72

症状1　肩こり①首～肩……74
症状2　肩こり②肩～胸……76
症状3　肩こり③肩～肩甲骨……78
症状4　肩こり④四十肩・五十肩（凍結肩）……80
症状5　腰痛①基本……82

症状6　腰痛②長時間座っていると痛くなる……84
症状7　腰痛③前かがみになると痛む……86
症状8　お尻・太ももの痛み……88
症状9　頭痛①眼精疲労（長時間のPC作業）……90
症状10　頭痛②首がズキズキ……92
症状11　頭痛③こめかみがズキズキ……94
症状12　胸のこり……96
症状13　手首の痛み……98
症状14　二の腕の痛み……100
症状15　股関節痛……102
症状16　ひざ痛①ひざ全体の痛み……104
症状17　ひざ痛②ひざ側面の痛み……106

Column　椅子に座るときは、お尻で座らず、坐骨で座ろう！……108

第4章
不調改善 筋膜リリース
自律神経の乱れを強制リセット！……110
内臓のこわばりをほぐして体調アップ！……112

症状1　全身のだるさ・疲労感……114
症状2　冷え……116
症状3　足のむくみ……118
症状4　便秘……120
症状5　不眠・睡眠不足……122
症状6　太りやすい・代謝低下……124

Column　筋膜の硬縮を防ぐには、全身を大きく動かす運動をしよう……126

第5章
ボディラインとフェイスラインに効く筋膜リリース

ボディライン編

ボディラインは、いつもの姿勢で決まる……128
正しい立ち方・座り方・歩き方、できていますか？……130
姿勢をチェック！　あなたはどのタイプ？……132
姿勢別ケア方法1　猫背型……134
姿勢別ケア方法2　おなか突き出し型……138
姿勢別ケア方法3　胸・腰突き出し型……142
日々の筋膜リリースで美脚ラインに矯正！……146

フェイスライン編

表情筋のもっと奥まで伝わる深層フェイスリフト……148
顔のたるみは、姿勢の悪さがつくる。部分ケアでは変えられない……150
筋膜リリース・フロント……152
筋膜リリース・バック……154

あとがき……156

本書の流れ

第１章　筋膜のしくみを知ろう

筋膜とはどういうものかを、まずは理解しましょう。

第２章　基本の筋膜リリース

全身を５つの筋膜ネットに分け、そのリリース法を紹介します。
基本のリリースをひと通り実践するだけで、全身がラクになるはずです。

症状別・筋膜リリース

お悩みの症状別に筋膜リリース法を紹介します。
特につらい部分は、念入りに実践してください。

第３章　こりと痛みに効く筋膜リリース

第４章　不調改善に効く筋膜リリース

第５章　ボディラインとフェイスラインに効く筋膜リリース

第1章

筋膜のしくみ

筋膜とは

筋膜とは、その名の通り、**筋肉を包んでいる、たんぱく質の線維でできた薄い膜**のこと。といっても、筋肉だけを包んでいるわけではありません。

そもそも、筋肉は細い筋線維の束＝筋束の集合体です。筋膜は、その筋線維の1本1本を包み、筋線維の集合体である筋束を包み、さらにたくさんの束とともに血管や神経を包み……というように、**筋膜のみならず、血管や神経、脂肪や骨、靭帯や腱、内臓など、からだの中のあらゆる組織を包み込んでつなぐ役割を果たしています。**

たとえば、オレンジを思い浮かべてみてください。外側の厚い皮をむくと、薄皮に包まれたいくつもの房に分かれていて、房の薄皮をとると、さらに薄い皮で包まれた小さな粒がギッシリ詰まっています。からだの構造もこれと同じです。

私たちのからだは、筋膜があるからこそ、たくさんの細胞や組織が守られ、つながられて、ひとつのからだを形成し、機能することができるのです。

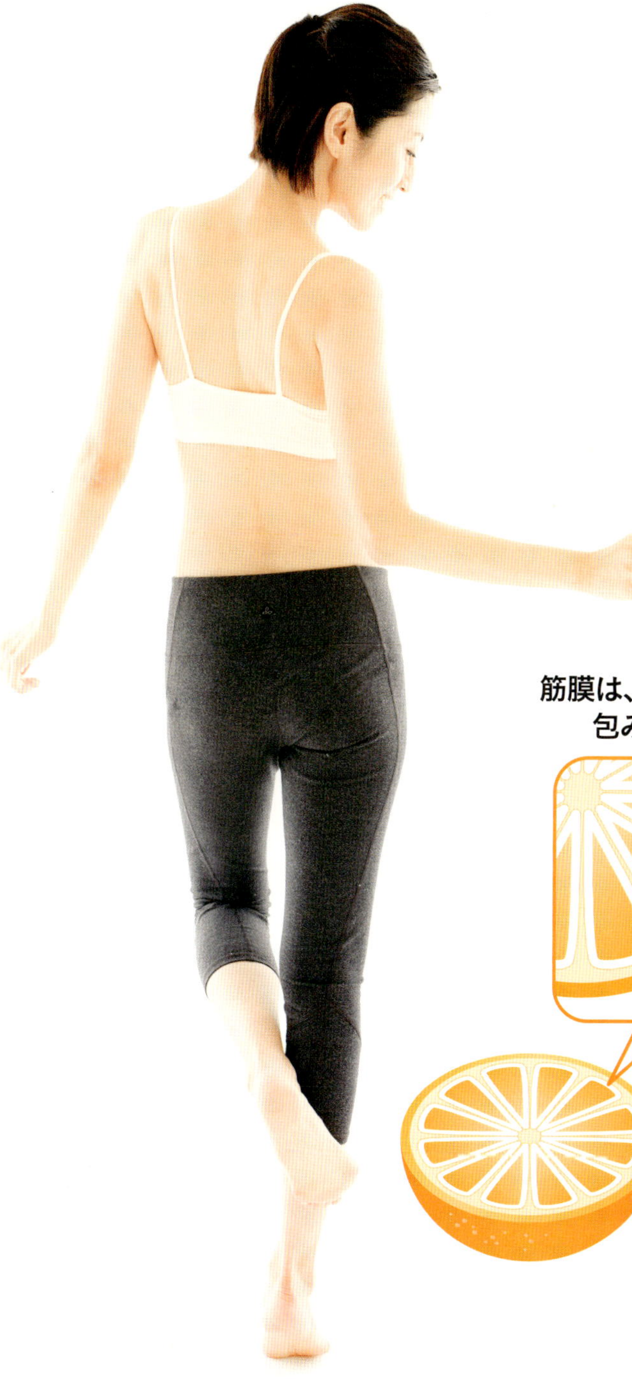

筋膜は、全身の細胞や組織を包み込む「膜」のこと

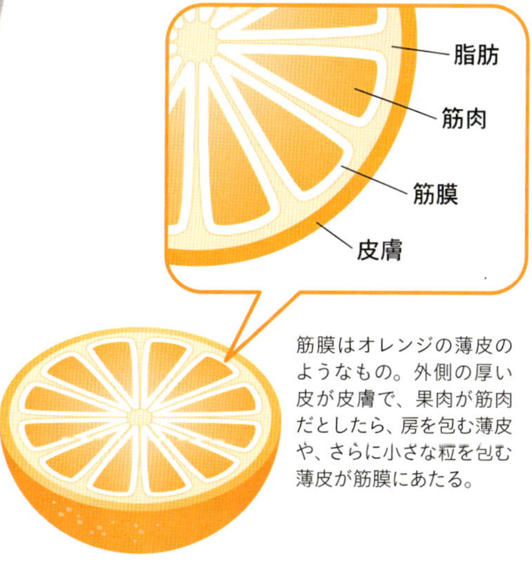

筋膜はオレンジの薄皮のようなもの。外側の厚い皮が皮膚で、果肉が筋肉だとしたら、房を包む薄皮や、さらに小さな粒を包む薄皮が筋膜にあたる。

からだをすっぽりとおおう ボディスーツ

筋膜はよく、からだにぴったりとフィットするボディスーツにたとえられます。ただし、ただ頭のてっぺんから足の先までをすっぽりおおっているだけの、筒状のボディスーツではありません。**表層部から深層部までひと続きにつながっていて、骨や内臓も包んで支え、〝あるべきところ〟にきちんと収めることができる、三次元的なボディスーツ**です。

実際、もし、からだから筋膜以外のすべての細胞や組織を取り除いたら、完璧な人体のカタチをした、骨や内臓のカタチまでわかる、立体的なボディスーツができあがるだろうといわれているくらいです。

実は、この**筋膜のボディスーツは、「第2の骨格」**とも呼ばれています。

私たちは、骨格がなければ重力に逆らって立つことも、歩くこともできません。その骨格が〝あるべきところ〟にきちんと収まり、きちんと機能することができるのは、「第2の骨格」である筋膜のおかげなのです。

筋膜は第2の骨格！

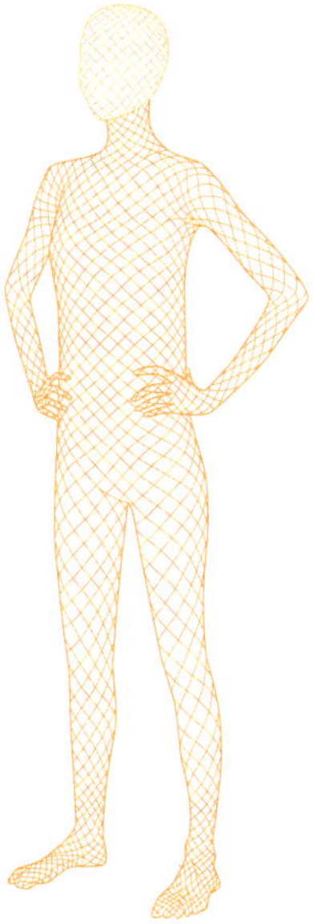

筋膜のボディスーツは第2
の骨格とも呼ばれ表層だけ
ではなく、深層にもくまなく
張り巡らされている

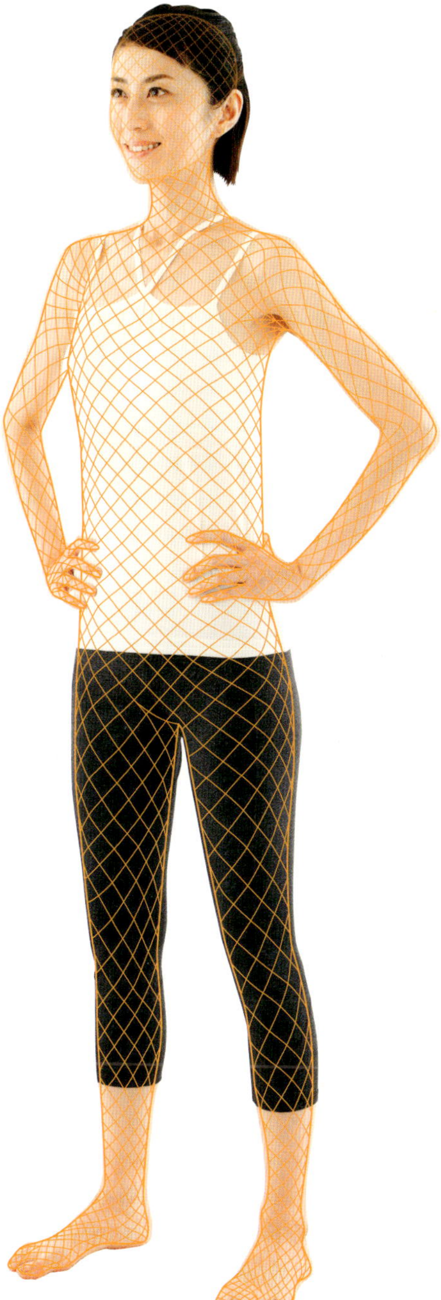

からだのカタチは筋膜がつくっている

ほとんどの人は、食べ過ぎるからお腹がポッコリする、姿勢が悪いからからだがゆがむと思っているのではないでしょうか？

確かに、それもひとつの事実です。しかしいずれも、からだのカタチを決定する要素のひとつに過ぎません。ここでぜひ覚えておいていただきたいのは、**「からだのカタチは、筋膜がつくっている」**という、もうひとつの事実です。

筋膜は伸縮性に富んでいますが、**毎日からだを動かしていれば、縮んだり、硬くなったりして筋膜のボディスーツも型崩れしていきます。**しかも、筋膜のボディスーツは切れ目なくつながったひと続きネットのようなものですから、1カ所でもゆがみや硬縮が生じると、スーツ全体が影響を受けてしまいます。

その結果、**〝あるべきところ〟に収められていた骨や脂肪、内臓の位置がずれ、からだのカタチが変わってしまうのです。**実際、短時間の筋膜リリースでウエストにくびれが現れた、おなかが平らになったというケースも珍しくありません。

筋膜ゆがむと、からだのカタチも変わる!?

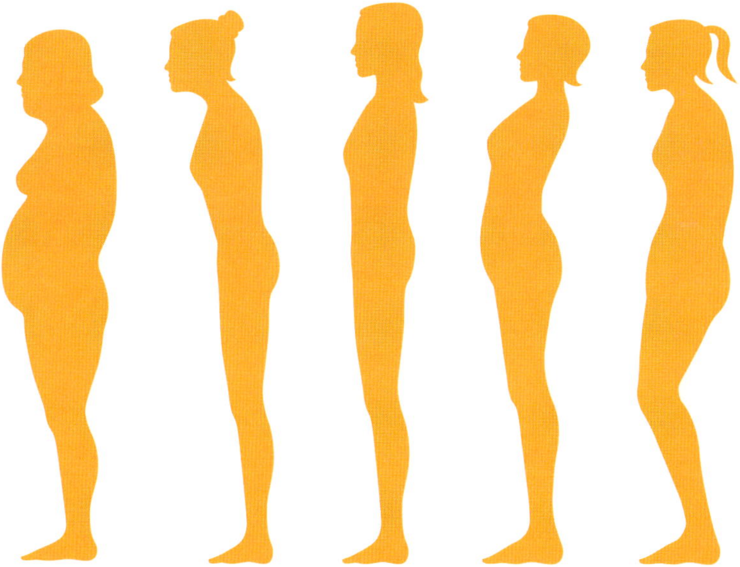

ボディラインの崩れには、筋膜のゆがみや縮みが影響することも……。

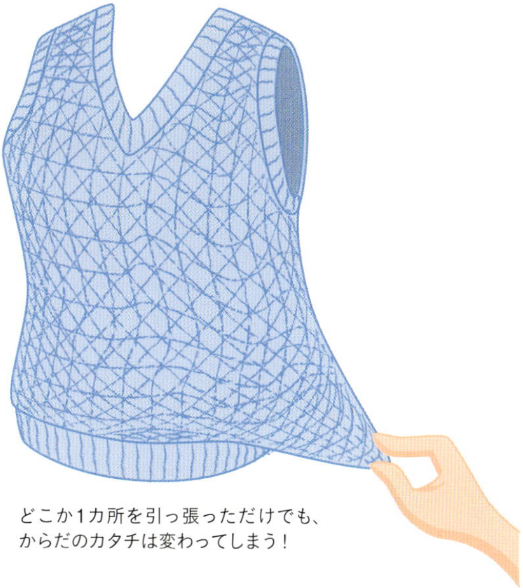

どこか1カ所を引っ張っただけでも、
からだのカタチは変わってしまう！

からだのゆがみは、筋膜のゆがみ!?

からだのゆがみというと、「骨格のゆがみ」や「骨盤のゆがみ」をイメージする人が多いのではないでしょうか？　最近は、骨格矯正や骨盤矯正が健康法のひとつとして注目されていますから、試したことがある人も多いでしょう。

しかし、骨格や骨盤のゆがみを矯正する上でもぜひ注目したいのが、筋膜リリースなのです。

骨・筋肉・筋膜の関係は、テントの骨組み・ロープ・シートの関係と似ています。いくら骨組みがしっかりと立てられていても、ロープでシートの1カ所だけを強く引っ張り過ぎたり、シート自体に問題があってピンと張れないと、テント全体が傾いてしまいますね。

これと同じで、**筋膜がゆがんだり、硬縮したりしていたら、いくら背骨や骨盤のゆがみを矯正しようとしても、からだのゆがみそのものを解消することはできない**のです。

骨格のゆがみを整えるなら、まずは筋膜から

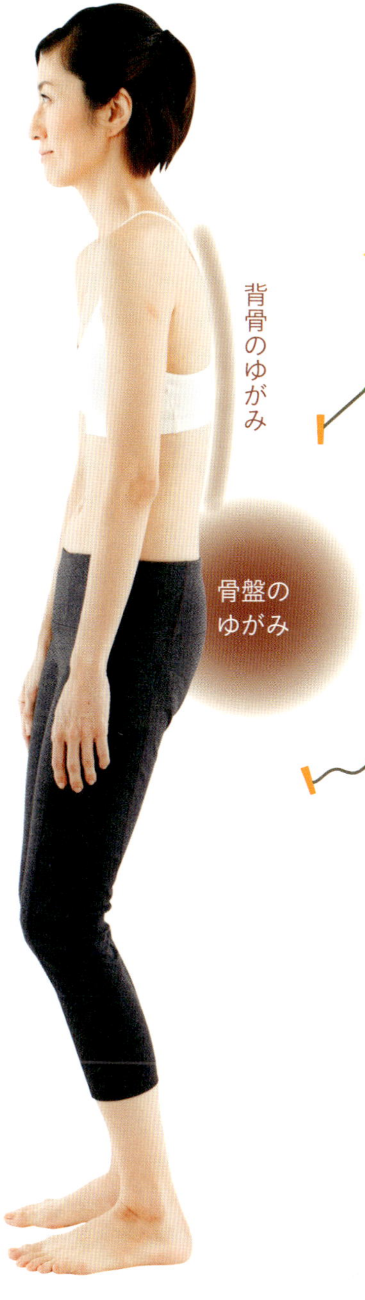

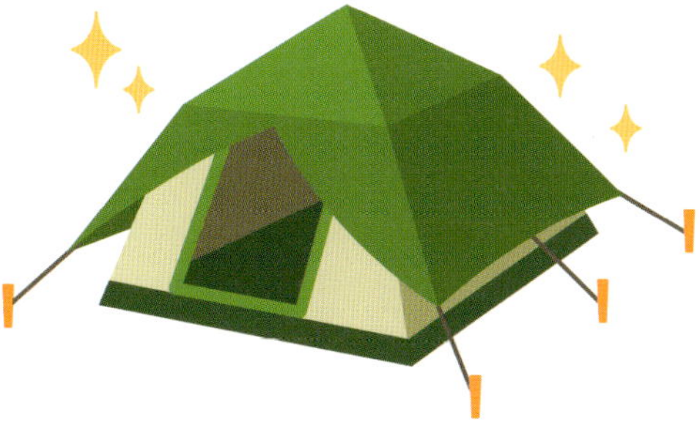

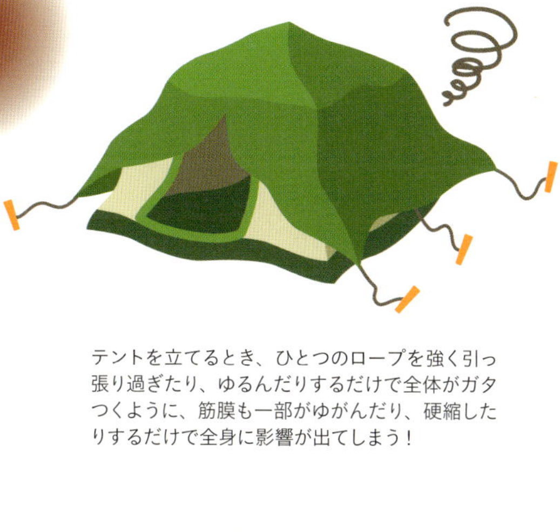

テントを立てるとき、ひとつのロープを強く引っ張り過ぎたり、ゆるんだりするだけで全体がガタつくように、筋膜も一部がゆがんだり、硬縮したりするだけで全身に影響が出てしまう！

日常的な生活習慣が、筋膜をゆがませる

では、なぜ筋膜がゆがんだり、縮んで硬くなったりしてしまうのでしょう。

いつもショルダーバッグを右肩にかけているとか、座るときにいつも脚を組むといったクセはありませんか？

デスクワークやパソコン作業をする人は、集中するあまり、ついあごを突き出し、猫背になったままの体勢で長時間過ごしていないでしょうか？

人にはそれぞれ動作や姿勢のクセがあり、どうしてもからだの一部の筋肉や筋膜にだけ負担がかかりがちです。しかも、筋膜はひと続きのボディスーツを形成していますから、肩を酷使したのに股関節がゆがむ、首を酷使したのに腰が痛むなど、筋肉を酷使した部分とはまったく関連がなさそうな部分にまで影響します。

筋膜は、筋肉をまったく使わない状態が続いても、伸縮性が失われて硬縮してしまいます。**悪い姿勢はもちろん、ちょっとした動作のクセ、運動不足も、筋膜の硬縮・萎縮につながる**ということをよく覚えておきましょう。

悪い姿勢は、筋膜のゆがみのもと！

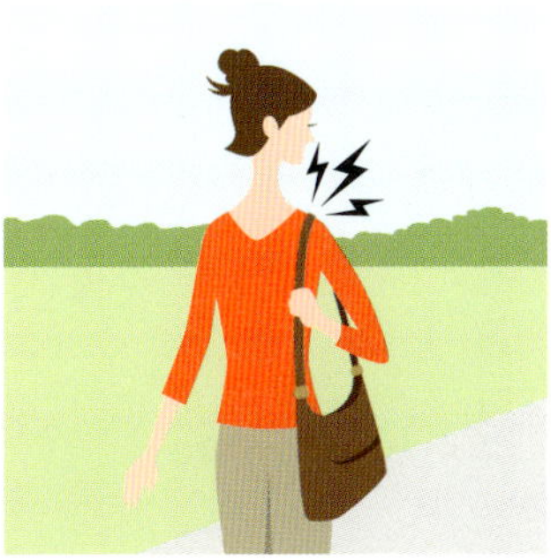

case 1

いつも同じ肩・
腕でバッグを持つ

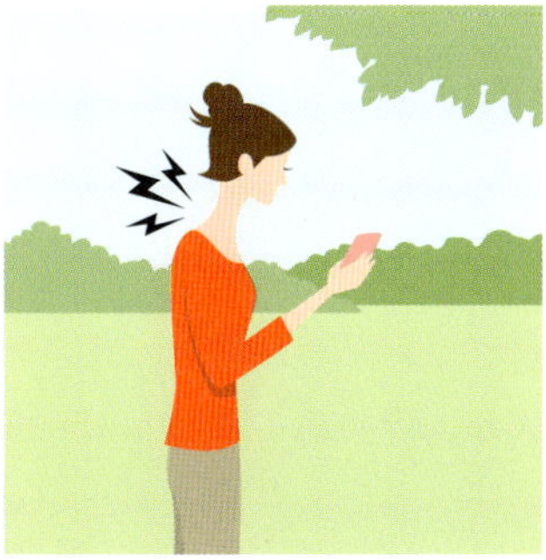

case 2

長時間スマホを見る・
顔を近づけてスマホを見る

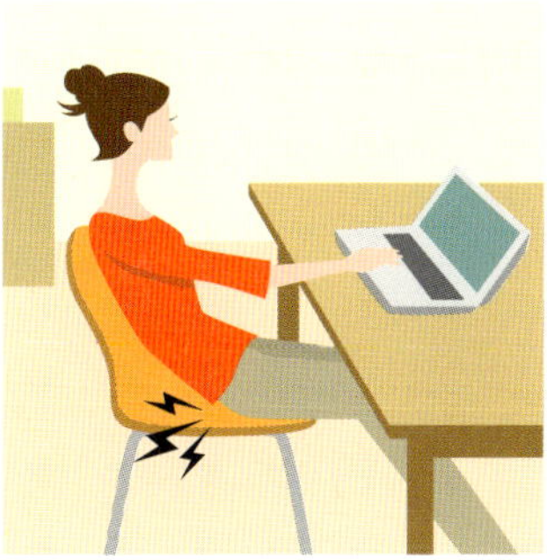

case 3

背もたれに寄りかかって
パソコン作業をする

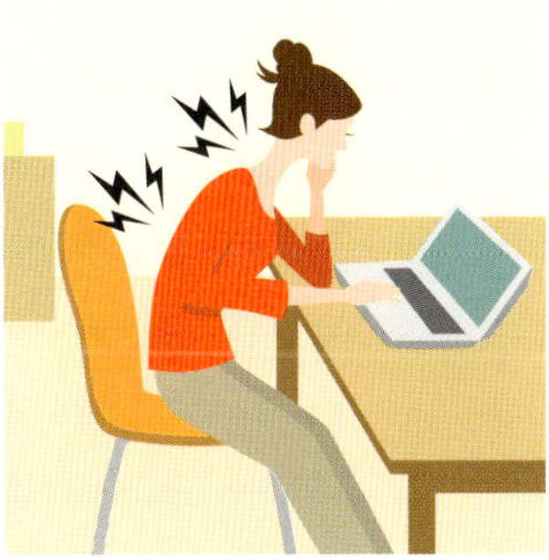

case 4

片ひじをついて
パソコン作業をする

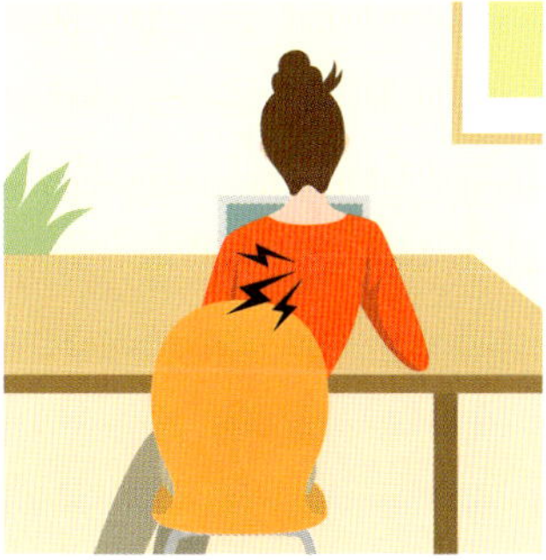

case 5

背中をゆがめて座る

筋膜は、毎日1分でもケアすることが大切

さて、このあたりで、筋膜をミクロの世界から見てみましょう。

筋膜は、張りのあるコラーゲンと伸縮性に優れたエラスチンという、2種類のたんぱく質の線維で編み上げられた、網目状のガーゼのような構造をしています。

通常、その隙間はトロリとした粘性のある液体＝細胞間基質で満たされていて、コラーゲンとエラスチンは、からだの動きに合わせて柔軟に伸縮しています。

ところが、しょっちゅう緊張する部分や圧迫される部分、日頃からあまり動かさない部分は、細胞間基質の水分が失われ、コラーゲンとエラスチンが自由に動くことができなくなり、コラーゲンがエラスチンにガッチリまとわりついて縮んだり、筋膜同士が癒着してシコリのようなものを形成します。このシコリこそ、**こりや痛みの原因となる部分＝トリガーポイント**です。

筋膜の軽い硬縮や癒着は、日々生じています。だからこそ、毎日1分でも筋膜リリースを行なうことが、とても大切なのです。

筋膜の構造

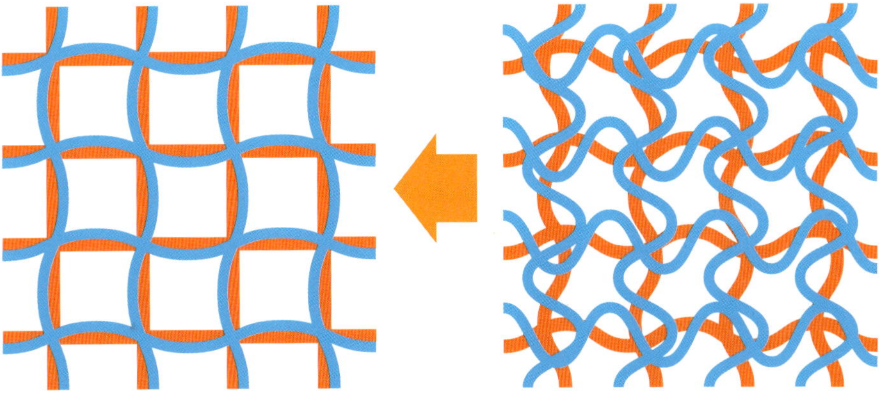

筋膜リリース後
硬縮、癒着、萎縮がほぐされ、網目の隙間が細胞間基質で満たされて、伸縮性を取り戻している。

筋膜リリース前
コラーゲン線維がエラスティン線維にまとわりつき、硬縮・萎縮している。

筋膜リリースで、からだのゆがみも改善される

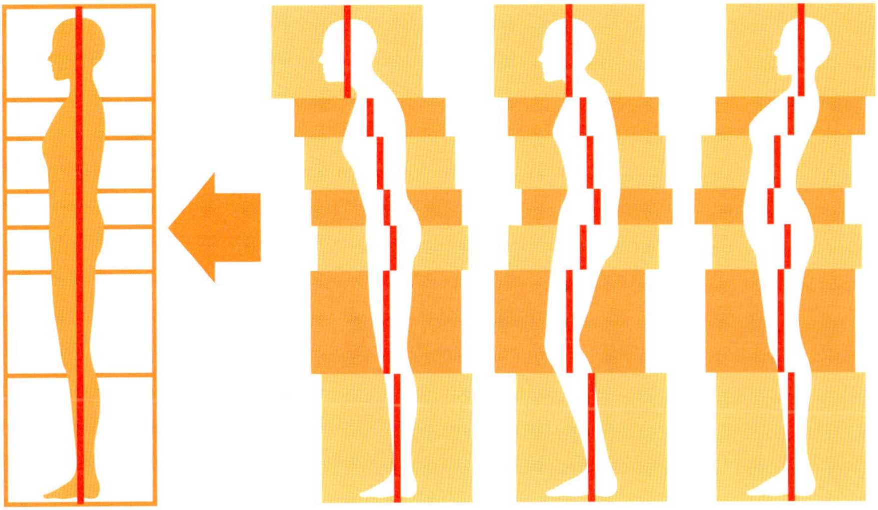

筋膜の硬縮、癒着、萎縮がほぐされると、骨格や骨盤のゆがみが改善され、自然に姿勢もよくなっていく。

ストレッチともマッサージとも違う、筋膜リリースの世界

「筋膜リリースって、もっと痛いものかと思っていました」

「あまり痛くないので、もっと強く押してもらえますか？」

私の治療院に初めて来られた患者さんの多くが、拍子抜けしたように、あるいは不安そうにこうおっしゃいます。確かに、世の中には強い痛みを伴う施術法もあり、痛いほど効果的と思っている人も多いのですが、筋膜リリースは違います。

筋膜リリースのターゲットは、筋膜です。膜ですから、**適度な圧力をかけて「押さえ」、できるだけ広い面積を「伸ばす」のが、正しいリリース法。**筋膜はすべてつながっていますから、ただそれだけで、刺激が深層部の筋膜にも伝わり、硬縮やゆがみを解放（リリース）することができるのです。

本書の後半でご紹介する筋膜リリース法の中には、マッサージやストレッチと似た動作もありますが、あくまでもターゲットは筋肉ではなく筋膜です。もし、**強い痛みを感じるなら、やり方や位置を間違えているのだと思ってください。**

押し伸ばして筋膜を解放（リリース）するのが「筋膜リリース」！

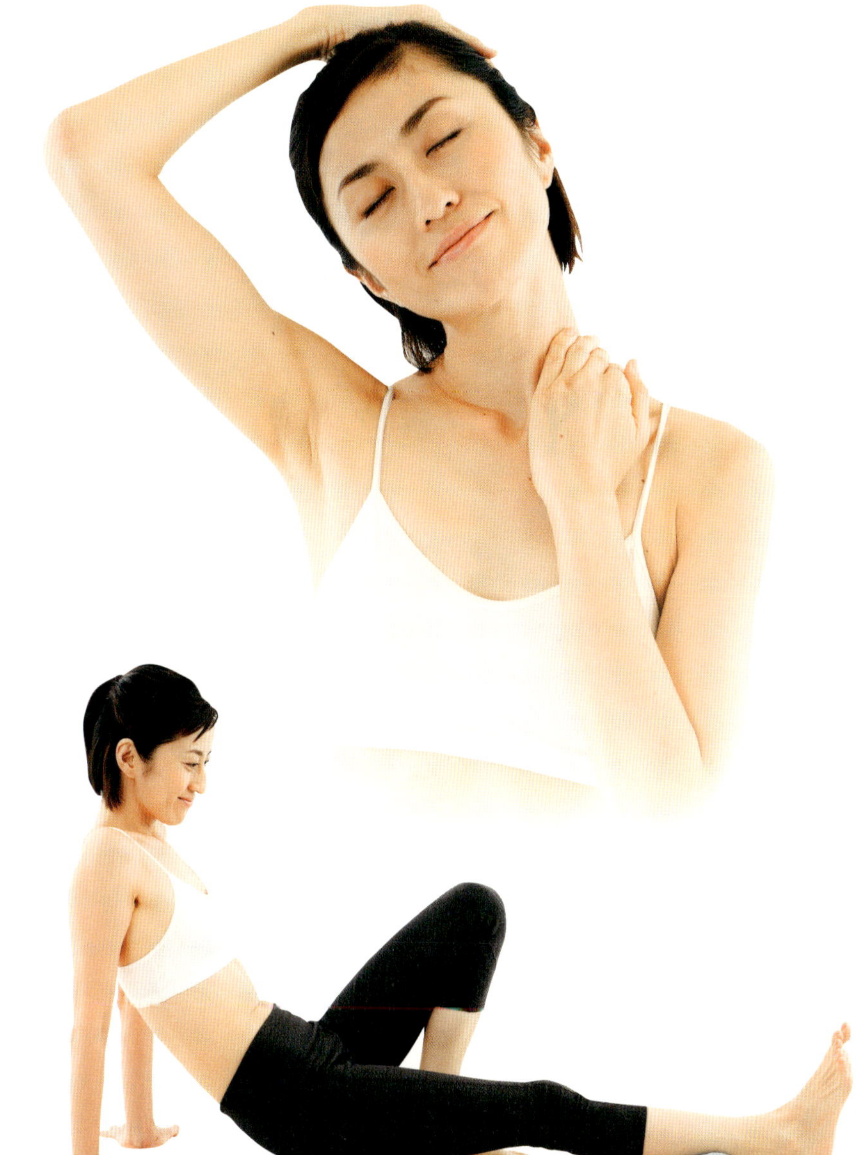

筋膜リリースの効果1

内臓をあるべきところに戻す

18ページでも少し触れたように、正しいやり方で筋膜リリースを行なうと、わずか数分でも、**ウエストにくびれが出現したり、ポッコリ突き出していたおなかが平らになったりと、ボディラインに変化が見られることがあります。**

これは、マジックでも奇跡でもなく、骨や内臓などの位置が〝あるべきところ〟に戻ったから。正しい方法できちんとリリース（解放）すると、深層部の筋膜にもきちんと伝わり、こういう現象が起こるのです。

不自然に圧迫されていた内臓が〝あるべきところ〟に戻ると、内臓機能も正常になり、冷えや便秘が解消されるなど、体調の改善にもつながっていきます。

長時間のパソコン作業や、常にスマホをチェックしたりする生活が当たり前になった現代では、男女を問わず内臓が冷えきっている人が増えています。こういう人にこそ、筋膜リリースは効果を発揮します。筋膜リリースを毎日の習慣に加え、内臓を〝あるべきところ〟に戻していきましょう。

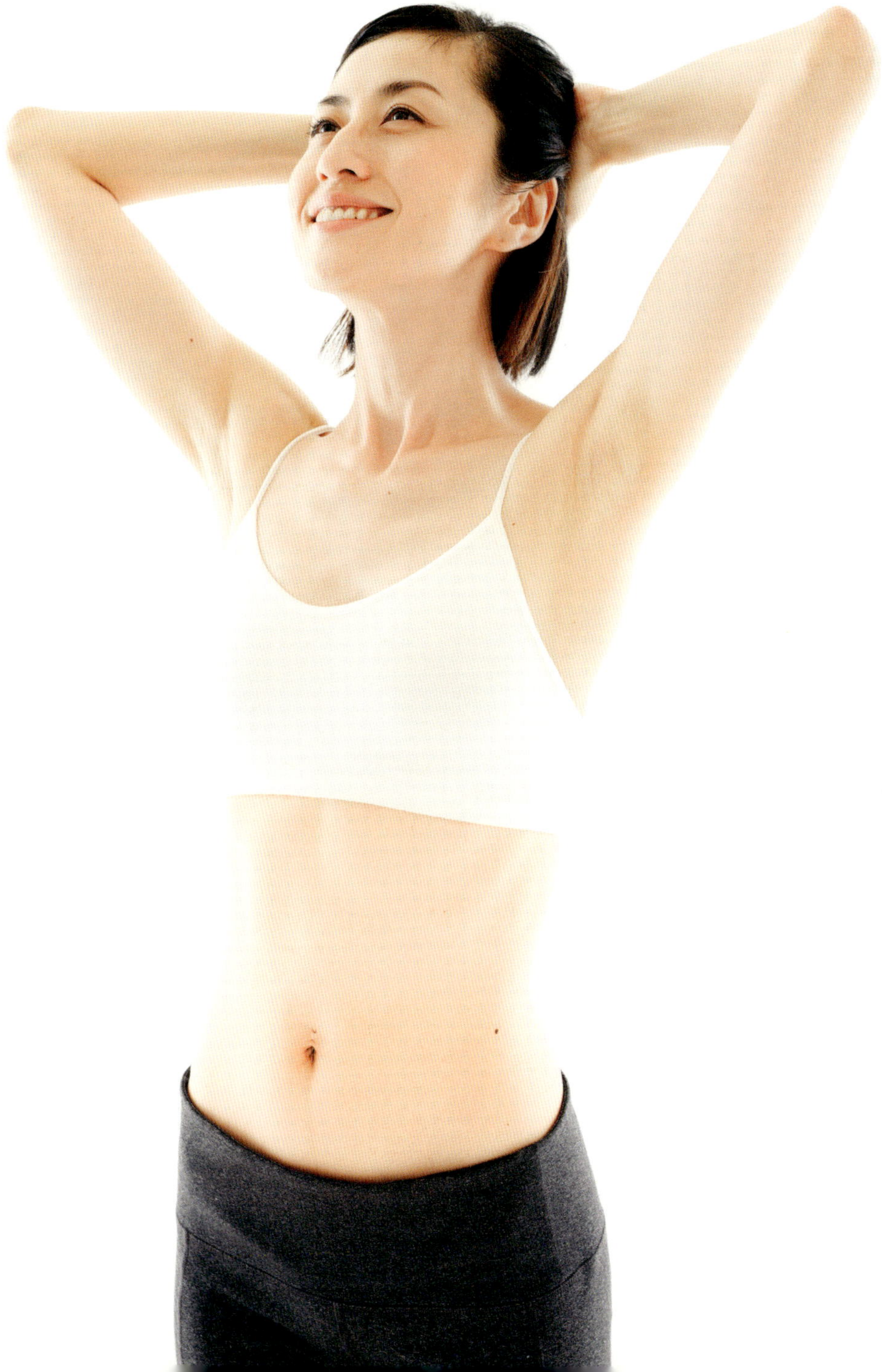

筋膜リリースの効果2

滞った血流が、一気に流れ出す

血流の滞りとひと口でいっても、原因はさまざまです。

たとえば、筋膜が縮んでいると、それだけでも血流悪化の原因になりますし、**筋膜が縮むことで関節の可動域が狭くなっても血流が滞りやすくなります。**ほかにも、悪い姿勢や日常動作のクセ、運動不足や睡眠不足、自律神経の乱れや内臓機能の低下、栄養の偏り、冷えやむくみ、便秘、ストレスなど、数え上げるとキリがありません。

テレビや雑誌、インターネットでは、血流をよくするさまざまな方法が紹介されていますが、ただやみくもに試すのではなく、自分が抱えている原因をひとつひとつ解消していくことが大切でしょう。

筋膜リリースには、**血流を悪化させるさまざまな不調を取り除きながら、血流をよくしていく働き**があります。血流の滞りはあらゆる不調や病気、老化のもと。日々の筋膜リリースで、血流のよい若々しいからだを目指しましょう。

筋膜リリースの血流改善プロセス

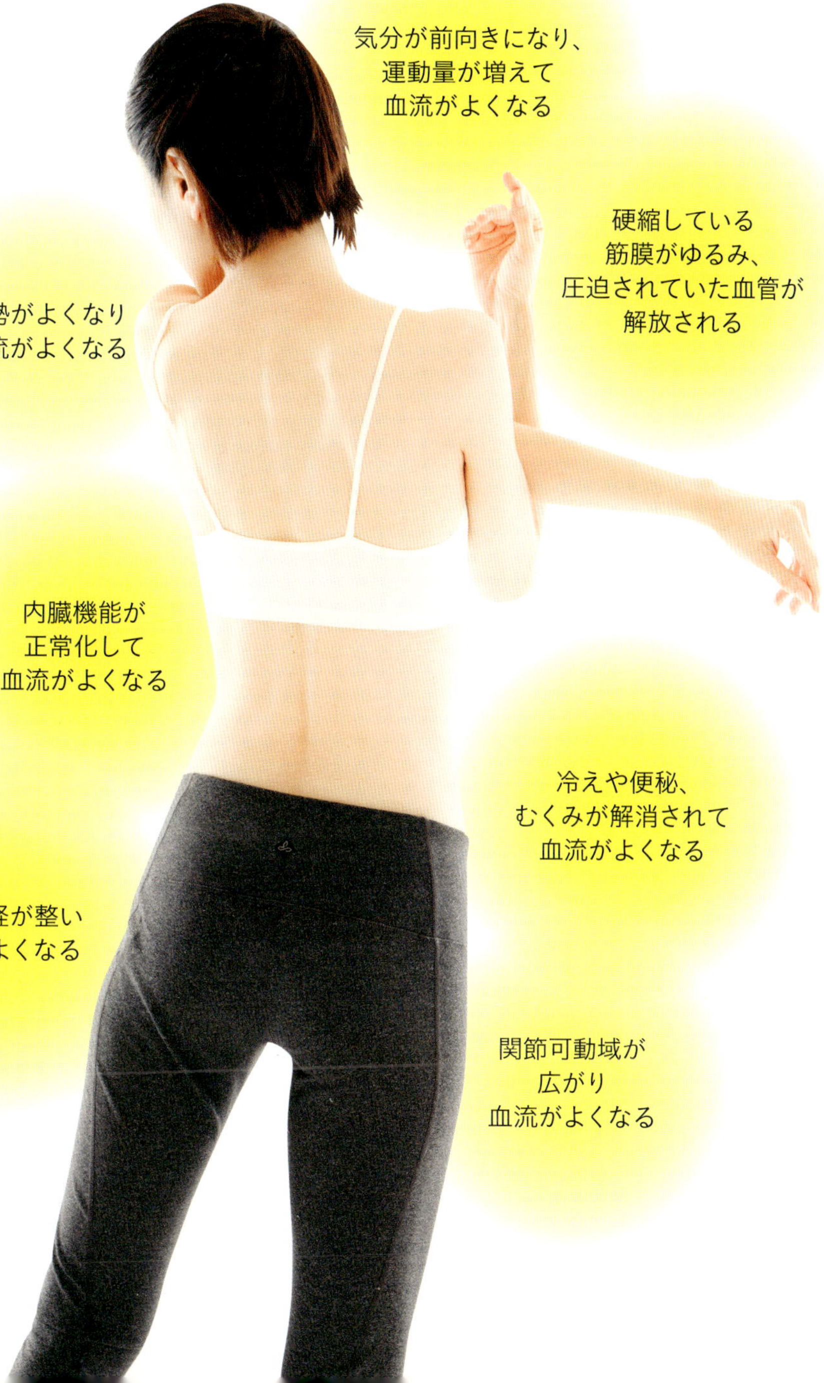

気分が前向きになり、
運動量が増えて
血流がよくなる

硬縮している
筋膜がゆるみ、
圧迫されていた血管が
解放される

姿勢がよくなり
血流がよくなる

内臓機能が
正常化して
血流がよくなる

冷えや便秘、
むくみが解消されて
血流がよくなる

自律神経が整い
血流がよくなる

関節可動域が
広がり
血流がよくなる

筋膜リリースの効果 3

不調のサイクルを断ち、免疫力もアップ！

たとえ軽い痛みや疲れでも、毎日感じ続けていくというのは、からだにとって大変なストレスです。常に緊張を強いられていると、心身ともにこわばって姿勢が悪くなっていき、血流が悪化し、自律神経が乱れ、免疫力が低下していきます。たかが肩こり、軽い痛みと思って放置しておくと、負のスパイラル（悪循環）にはまってしまいかねません。昔から「病は気から」といわれるように、心身ともにリラックスし、いつも前向きな心とからだでいることが、将来の病気を防ぐコツなのです。

筋膜リリースはからだのこわばりを解放し、健康を損なう負のスパイラルを断ち切っていく技術です。

疲れがたまってからだがこわばり、仕事や家事、勉強などの効率が落ちてきたと感じたら、**毎日1分でもいいので気になるところをリリースしましょう。**からだのこわばりが解けると、気力や集中力が高まり、免疫力もアップします。

こり・痛み・不調を生む、負のサイクル

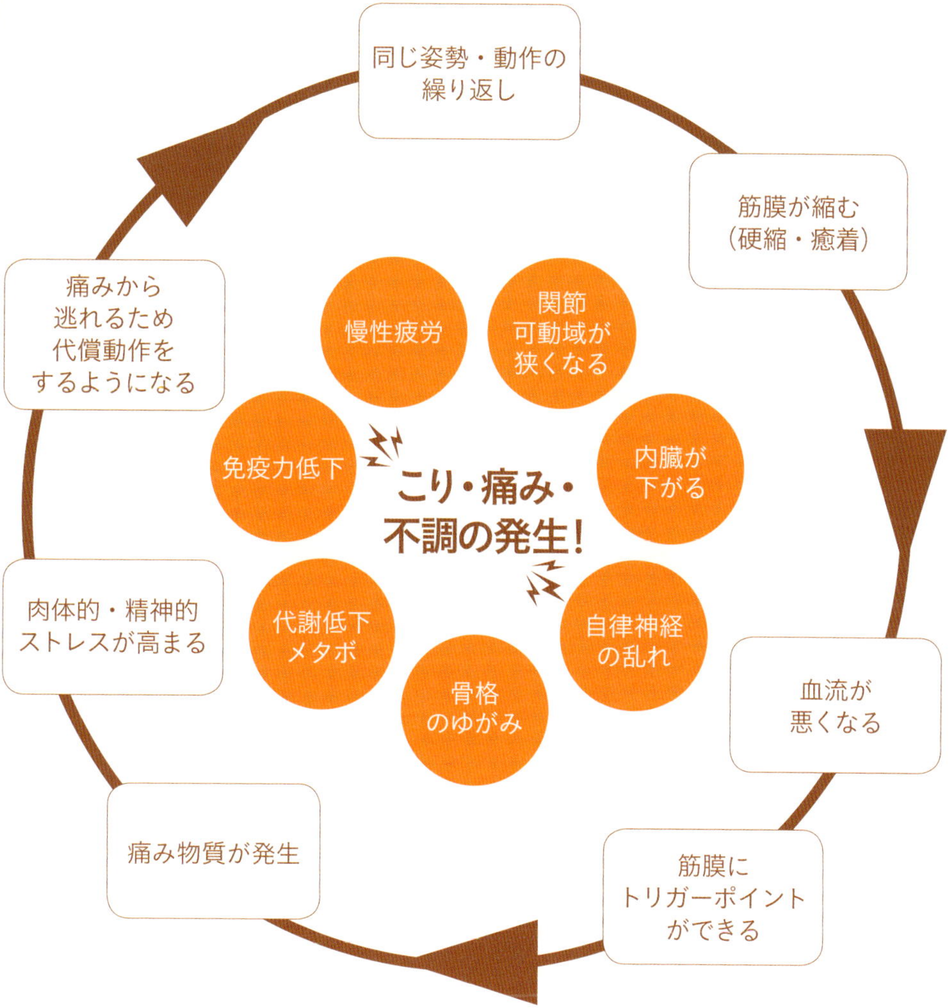

筋膜リリース
実践のポイント

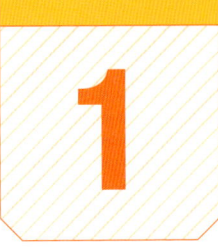

1

筋膜リリースでできること、できないことを理解しよう

筋膜リリースの方法は、一見マッサージやストレッチとよく似ていて、こりや痛みの緩和、血流アップなど共通する効果も多いため、「どう違うのですか？」という質問をよく受けます。しかし、マッサージやストレッチのターゲットが筋肉なのに対し、**筋膜リリースのターゲットは筋膜。**期待する効果が同じでも、作用するプロセスがまったく異なります。

また、筋膜リリースへの注目が高まるにつれ、「筋膜リリースでやせられますか？」という質問がとても増えていますが、「筋膜リリース＝やせる」と考えるのは完全な誤解です。**硬縮していた筋膜をゆるめると、血流や内臓機能が向上したり、褐色脂肪細胞が刺激されたりして、体脂肪を燃焼しやすくなる**かもしれませんが、それはうれしい副作用に過ぎません。

まず、筋膜リリースでできること、できないこと、気をつけるべき点をよく理解した上で、正しくセルフケアをしましょう。

筋膜リリースでできること

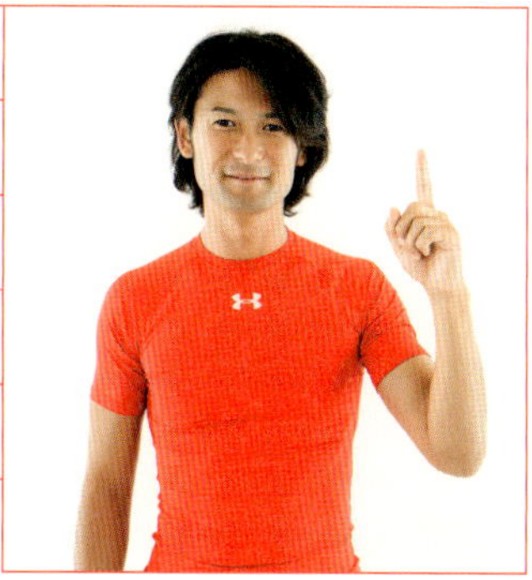

- ●こり、痛みなどの予防・改善
- ●疲労や冷えなどの不調の予防・改善
- ●血流の滞りを予防・改善
- ●自律神経の乱れを調整
- ●正しい姿勢づくりをサポート
- ●美しいボディラインづくりをサポート（骨格矯正・骨盤矯正）
- ●トレーニングの効果向上
- ●スポーツ・ダンスなどのパフォーマンス向上
- ●運動後のクールダウンやリカバリーをサポート
- ●リラクゼーション

筋膜リリースでできないこと

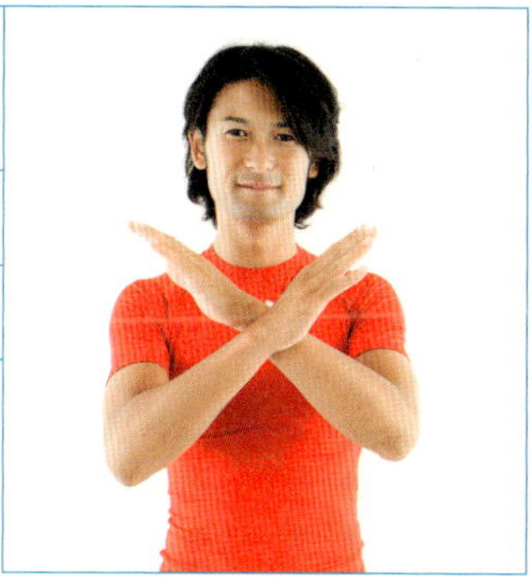

- ●骨折・打撲・捻挫など、外傷性炎症の改善
- ●筋肉・筋力の増強
- ●減量・痩身

※妊娠中と出産後1カ月間は、体幹部の筋膜リリースは控えましょう。

筋膜リリース
実践のポイント

2

全身を5つのネットに分けて考える

全身の筋膜はひと続きにつながっていて、ボディスーツのような形をした三次元的なネットワークを形成しています。そして、筋膜のどこか1カ所で異常が生じると、このネットワークを通じて全身に影響がおよびます。

腰の筋膜に異常があるのに首が痛くなるといった「関連痛」と呼ばれる痛みも、筋膜ネットワークによって運ばれてきたもの。そのため、首が痛いからといって首の筋膜だけをケアしても根本的な改善にはなりません。

では、いったいどうすれば、痛みの根源となっている部分を発見し、その部分の筋膜をリリースすることができるのでしょう？

筋膜研究の世界的権威であるトーマス・マイヤース氏は、筋膜を同じ深さ、同じ方向性を持つ12のラインに分けてリリースすることを提唱しています。しかし、この分け方は一般の方にはちょっと複雑で、どちらかといえば専門家向けです。そこで私がオススメしているのは、**筋膜のボディスーツを5つのネットに分け、こりや痛みがある部分のネット全体をケアするという方法です。**

滝澤式・5つの筋膜ネット

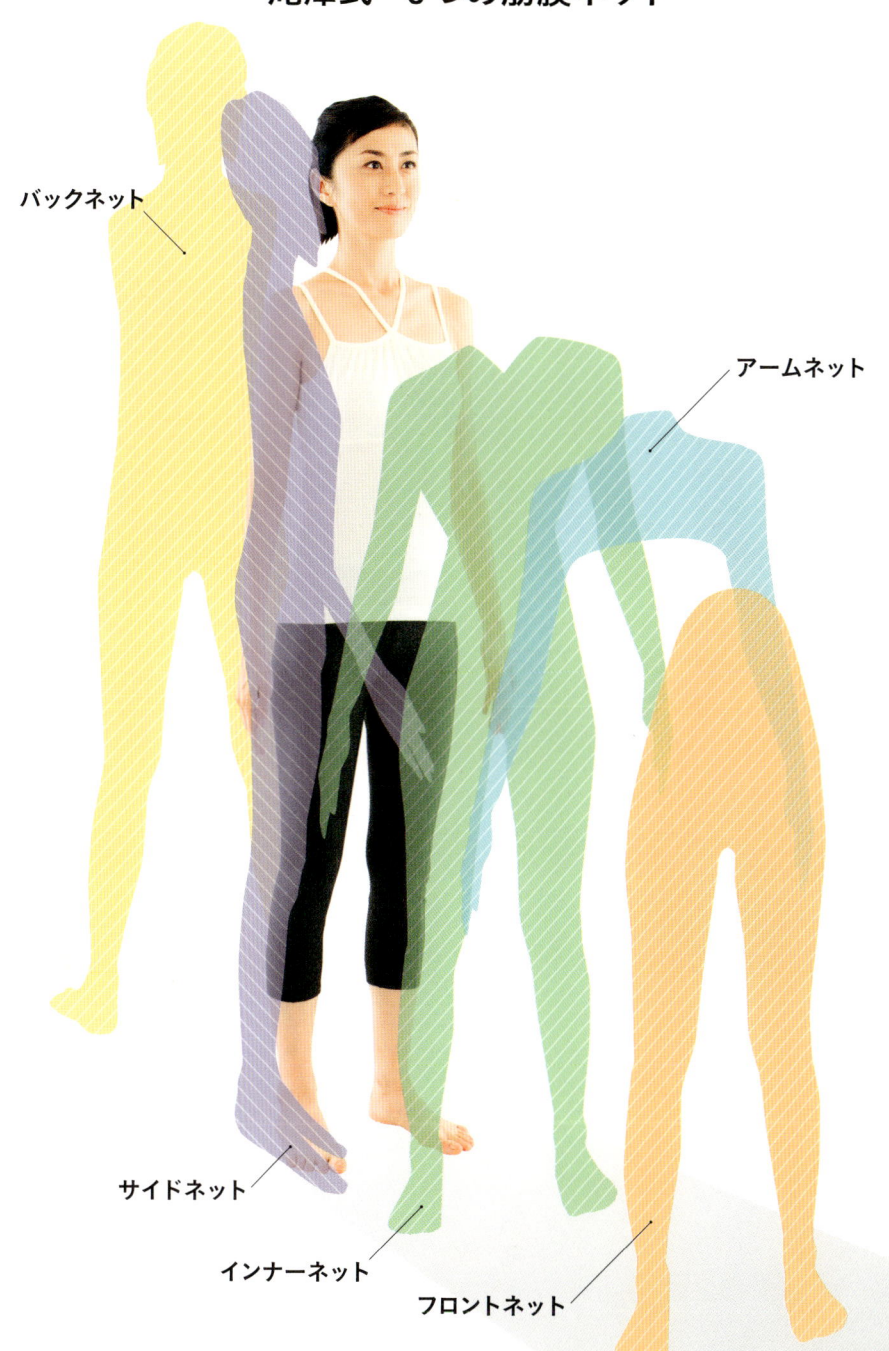

滝澤式・筋膜リリースの基本

5つの筋膜ネット

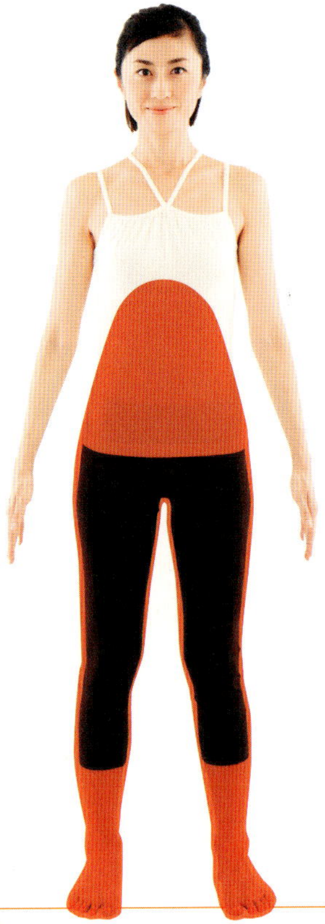

No.1
フロントネット

下半身（すね～ひざ～太もも～腰）からおなかまでの前面をおおうネット。太り気味の人や、「おなか突き出し型」（p138参照）の姿勢の人などは、太ももが張りやすい傾向があるので、まずフロントネットをリリースしましょう。

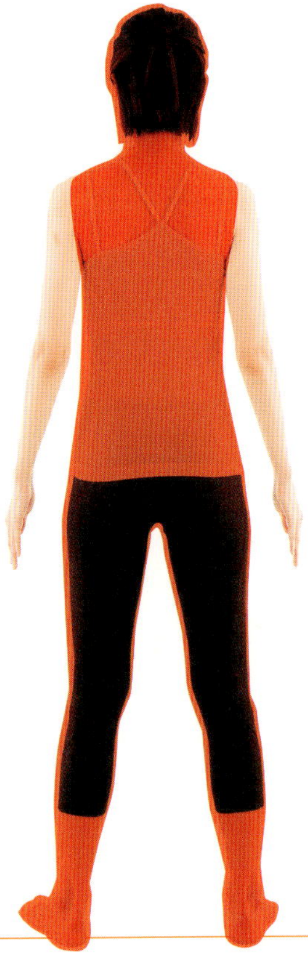

No.2
バックネット

足底から後頭部まで、からだの背面をおおっているネット。背骨の周辺には自律神経の出口が集中しているため、ストレス性の疲労感や倦怠感などに悩む人は、バックネットのリリースが必須。心身のリラクゼーション効果も得られます。

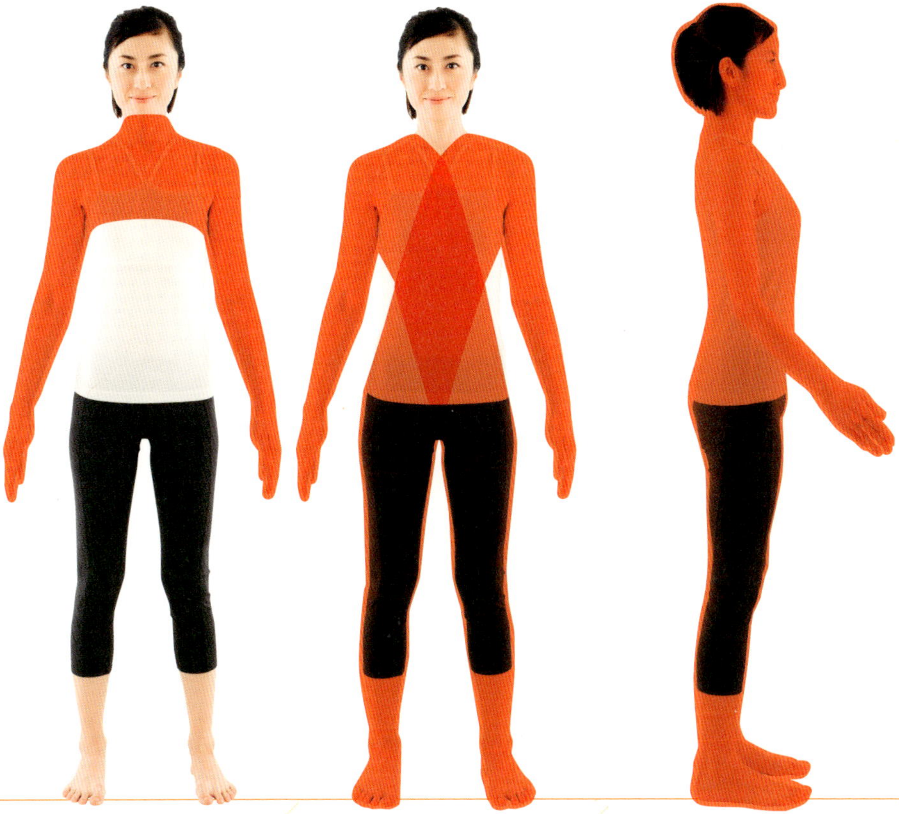

No.5
アームネット

首前面〜胸部〜腕前面をおおうネット。デスクワークやパソコン作業などで座っている時間が長い人、いつもスマホをチェックしている人などは、アームネットの筋膜が縮んで固まりやすくなっています。肩や首のこりの解消にも、アームネットのリリースが欠かせません。

No.4
インナーネット

脚の前面〜体幹〜肩〜腕の背面をおおうネット。大動脈が走っているため、血流に起因する症状に悩む人にオススメです。また、骨盤が傾いているなど、からだが前後にねじれている人もぜひインナーネットをリリースしましょう。

No.3
サイドネット

からだの側面をおおうネット。ふだんあまり意識していない部分ですが、この部分の筋肉や筋膜は、からだの左右のバランスをとるために知らず知らず酷使されています。からだが左右のどちらかに傾いている人はぜひ注目しましょう。

筋膜リリース
実践のポイント

3

ゆっくり圧迫して伸ばす。痛いのはNG

筋膜は薄い膜ですから、痛いほど強い力で押したりもんだりしても、まわりの毛細血管やリンパが傷つくだけで、硬縮はちっともゆるみません。むしろ、痛みから自分のからだを守ろうとする生体防御の力が働き、反射的に筋肉が緊張してよけいにこわばり、痛みも硬縮も悪化してしまいます。これが、俗に言う「もみ返し」なのです。

かといって、一度悪化してしまった筋膜の硬縮は、自然にゆるむことはありません。強制的に硬縮をゆるめ、癒着をはがすというケアが不可欠なのです。

筋膜は、ゆっくり引っ張ると、伸縮性をとり戻します。また、硬縮・癒着した部分の筋膜は、水分や栄養の供給が滞り干からびていますが、圧迫することで再び供給されるようになります。この2つの性質を利用して「圧迫し、ゆっくり伸ばす」のが筋膜リリースの基本です。

本書では簡潔に「押し伸ばす」と表現しますが、決して強い力で押さず、指の腹や手の平、道具などを使って「点」ではなく「面」を押さえるように圧迫し、ゆっくりと伸ばしていきましょう。**押す力は、少し「もの足りない」くらいがベストです。**

押し伸ばすコツをつかもう！

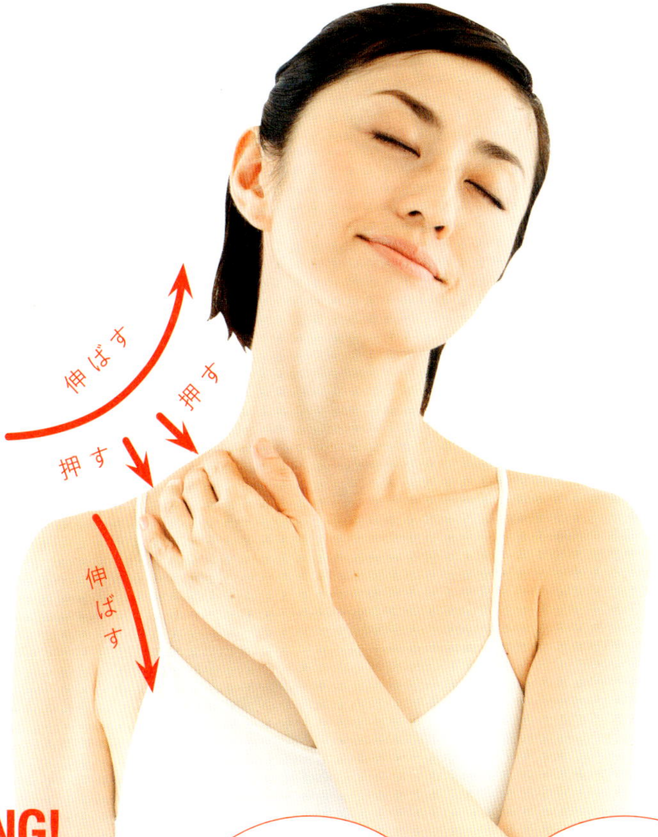

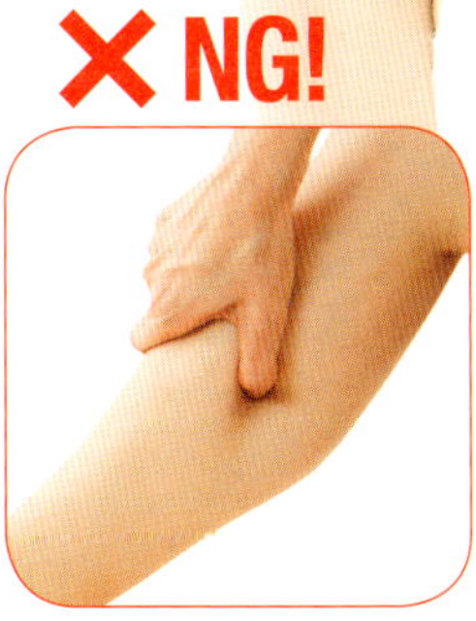

決して、痛いほど
強く押さないこと！
「もの足りない」
くらいがベスト

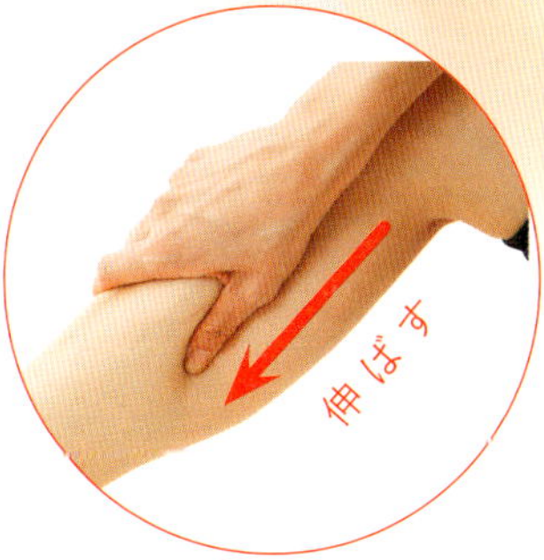

ゆっくり
「伸ばす」

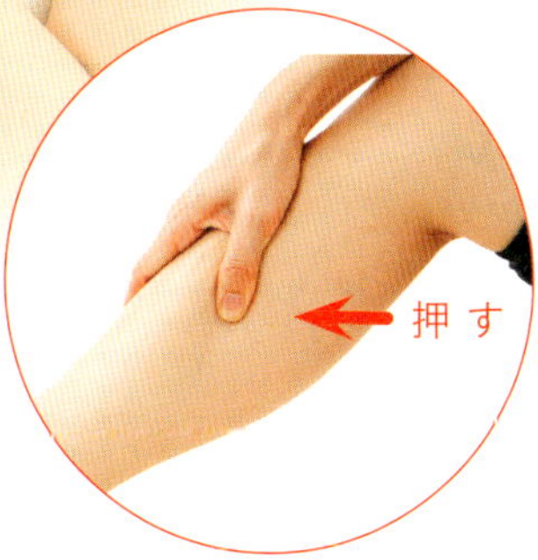

点ではなく、
面を圧迫するつもりで
「押す」

道具を上手に使おう

手が届かない、伸ばしにくいなど、押し伸ばすのが難しい部位もあります。そんなときは、道具を使ったり、壁を利用したりして、筋膜をリリースしましょう。

本書では、手作りのタオルポール、テニスボール、スプレー缶などを使用しています。タオルポールは、あお向けになって腰や背中を圧迫したいときなどに便利。床に置いたタオルポールを転がして、背中全体を連続的に圧迫することもできます。

また、面積の小さい部位や、深部までやや強く圧迫したい部位は、テニスボールやスプレー缶のような硬い道具が便利です。

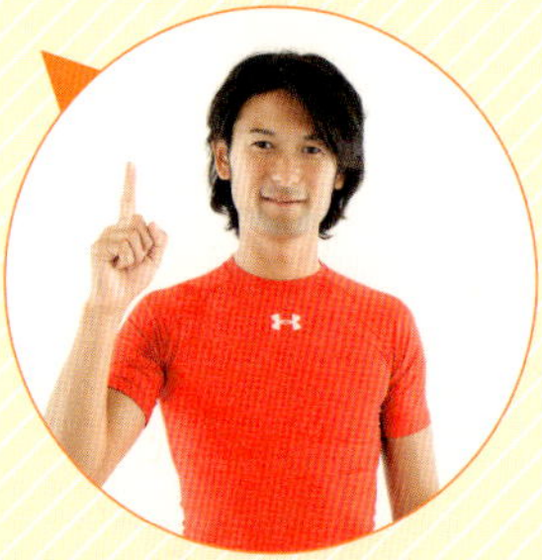

使用する道具

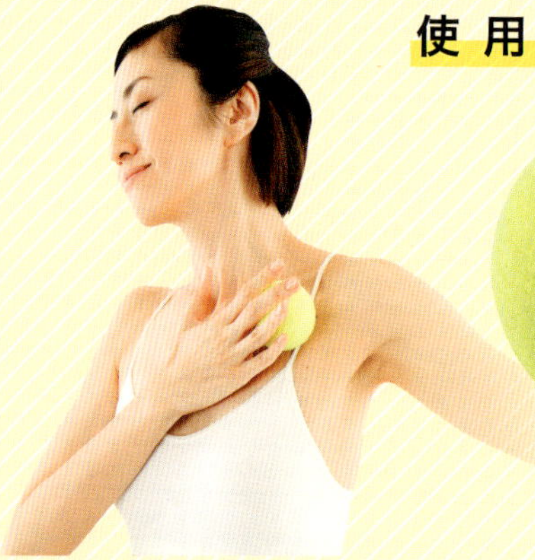

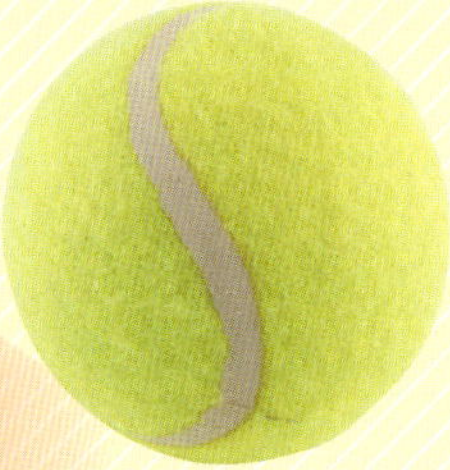

テニスボール

手の平や足裏（足底）、胸部など、面積の小さい部位はテニスボールを。

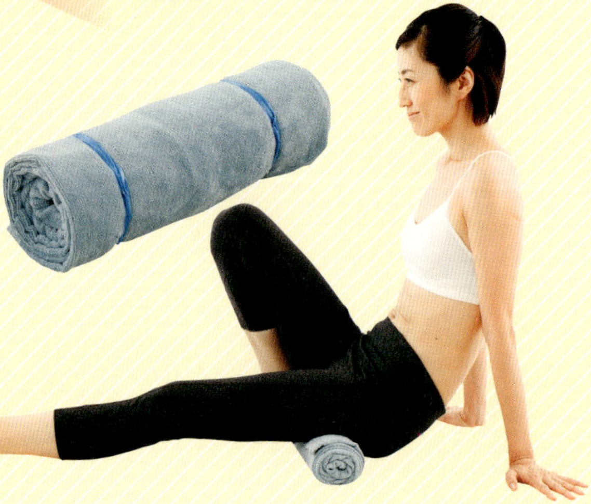

タオルポール

脚、腰、お尻、背中など面積の広い部分や、首の後ろの凹みの筋膜をリリースするときに便利。転がして移動させながら、より広い面積を連続的にリリースしたいときにも。

タオルポールの作り方

用意するもの

- 大きめのバスタオル
- ビニール紐など
- 雑誌

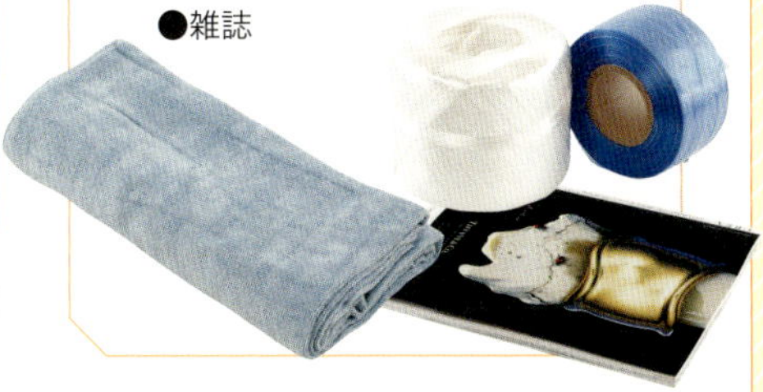

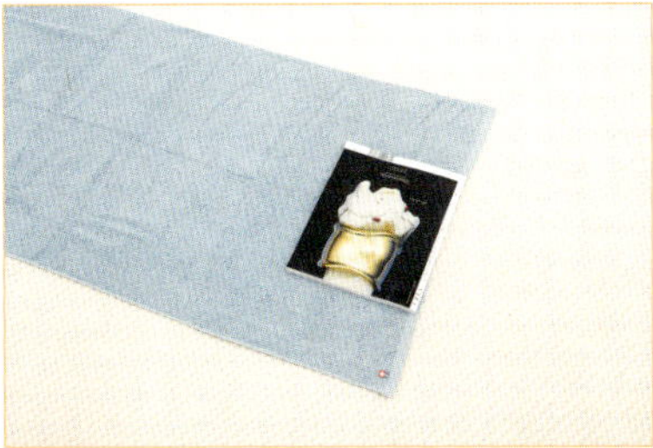

1 広げたバスタオルの上に雑誌を置く（タオルポールが好みの硬さになるような厚さの雑誌を選ぶのがポイント）。

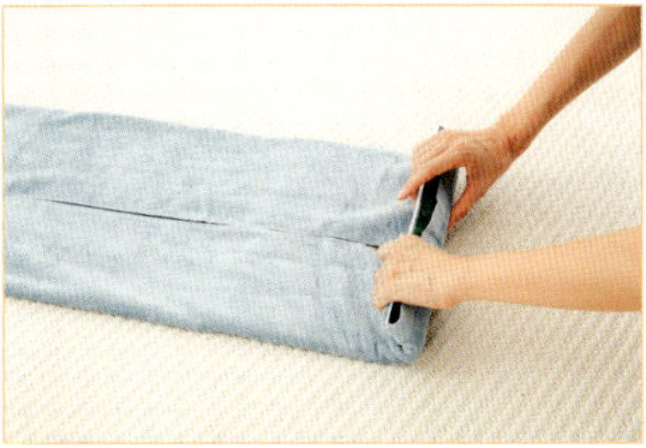

2 バスタオルの両端を折って雑誌を包み、くるくる巻く。最初のひと巻きは芯になるので、できるだけ小さく巻くのがコツ。

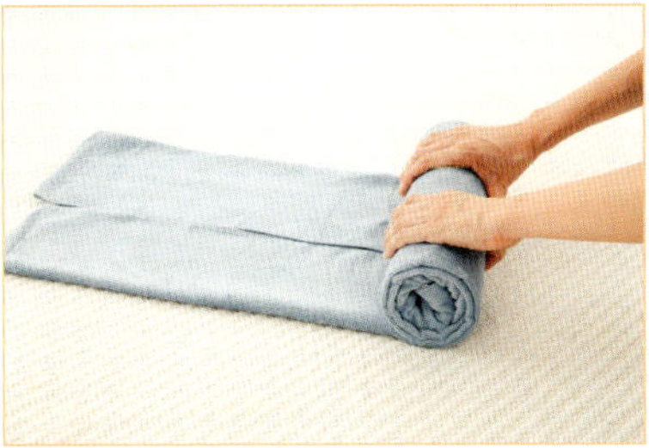

3 できるだけ硬く引き締めて巻き上げ、両端を紐でしばる。

あると便利！

足底を刺激する際、青竹踏みの青竹のようにして使うこともできます。体重をかけ過ぎて破裂させないよう注意しましょう。

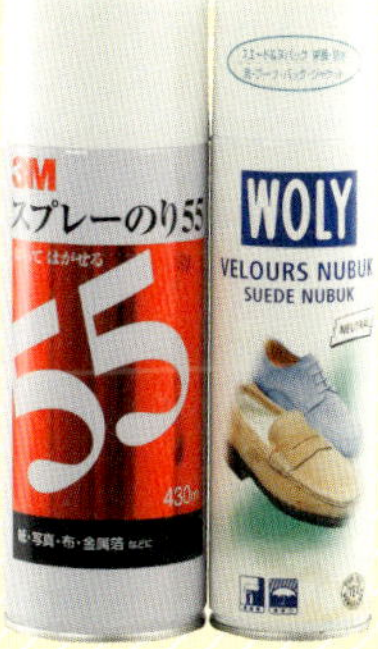

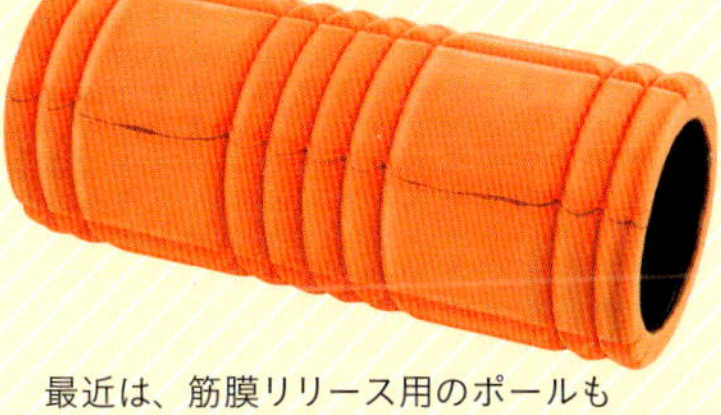

最近は、筋膜リリース用のポールも市販されています。自分のからだのサイズに合った直径、長さ、硬度のものを選ぶようにしましょう。

Column

効果を見極めながら押し伸ばすことが大切

「痛いくらいのほうが、効いている実感があっていい」という人もいるのですが、痛いほど押さない、圧迫しないというのが、正しい筋膜リリースの基本。**「物足りない」と感じるくらいでちょうどいい**のです。

ただし、押し伸ばしても何も感じない、まったく痛くないときは、押し伸ばす位置が間違っているのかもしれません。

筋膜が硬縮している部分をきちんと押し伸ばすことができていれば、「気持ちいい」と感じるはず。何カ所か試しながら、正しい位置を探しましょう。

また、押し伸ばす時間は、太ももや腰、背中など大きな骨格や骨格筋がある部位は1回につき10秒程度が目安です。

10秒は意外と長いと感じるかもしれませんが、ゆっくり行なうことで、表層部の筋膜がゆるみ、深層部に刺激が浸透していきます。表層部の硬縮がひどいとなかなか深層部まで浸透していかないのですが、毎日続けることで徐々に浸透するようになっていきます。

深層部の場合は「気持ちいい」とは感じないかもしれませんが、血流がよくなり、こりや痛みが軽減されるといった体調の変化を見極めながら、続けていきましょう。

第2章

基本の筋膜リリース

まず、5つの筋膜リリースをマスターしよう

繰り返しお話ししてきたように、私たちのからだの中には三次元的な筋膜のネットワークが張り巡らされていて、どこか1カ所で硬縮や癒着といった異常が生じても、ネットワーク全体に伝わって影響をおよぼします。

しかし、どこか1カ所にこりや痛みを感じるたびに、全身を筋膜リリースするのは大変ですよね。

そこで、**筋膜のつながりの強さ、硬縮などの異常の伝わりやすさによって、ネットワーク全体を5つに分けました。**

この5つの筋膜リリース法をマスターしておけば、筋膜の専門家ではなくても、こりや痛み、不調が発生しているポイントと、その根源となっているポイントの両方を効率よくケアできるようになります。

また、5つのネットを知ることで、**痛みやこり、不調の根源がどこにあるのか、自分の生活習慣の何が原因なのかを知る手がかりにもなるでしょう。**

滝澤式 5つの筋膜ネット

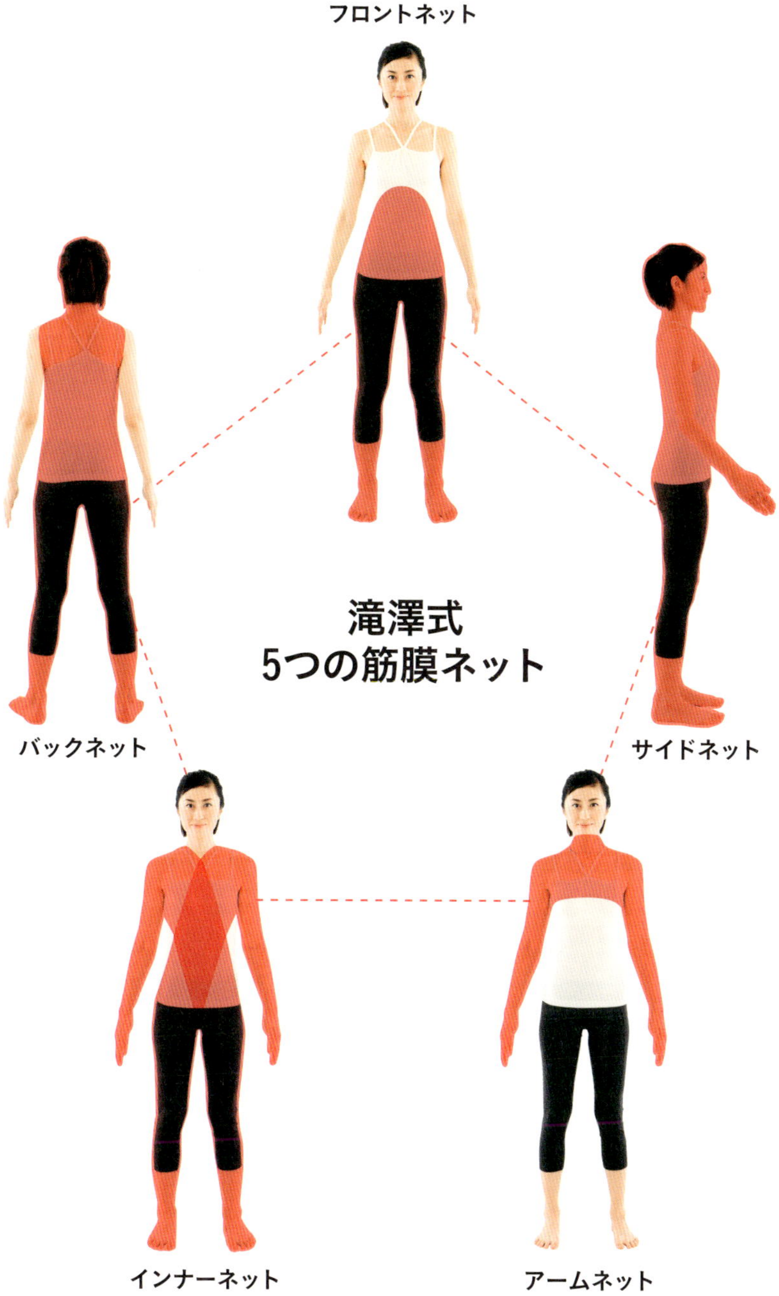

No.1
フロントネット

股関節のつまりや太ももの張りに悩む人のための筋膜リリース。
座りっぱなしの生活で股関節の不調を感じている人も、太もも前面の筋膜をリリースすると、歩きやすくなります。

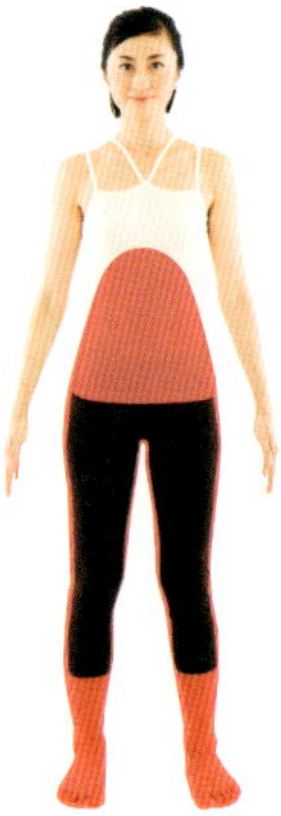

関連する筋肉

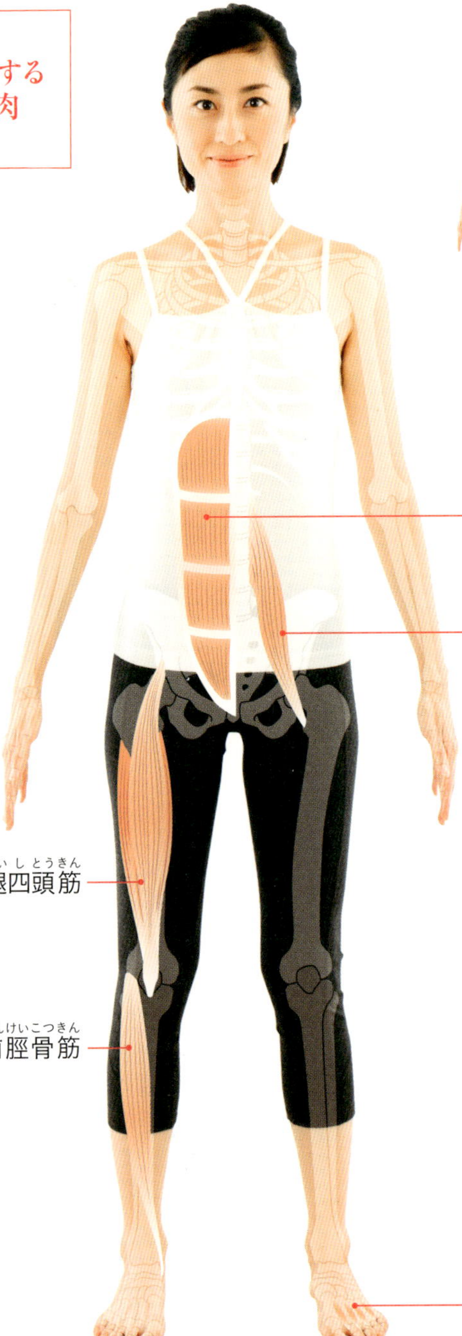

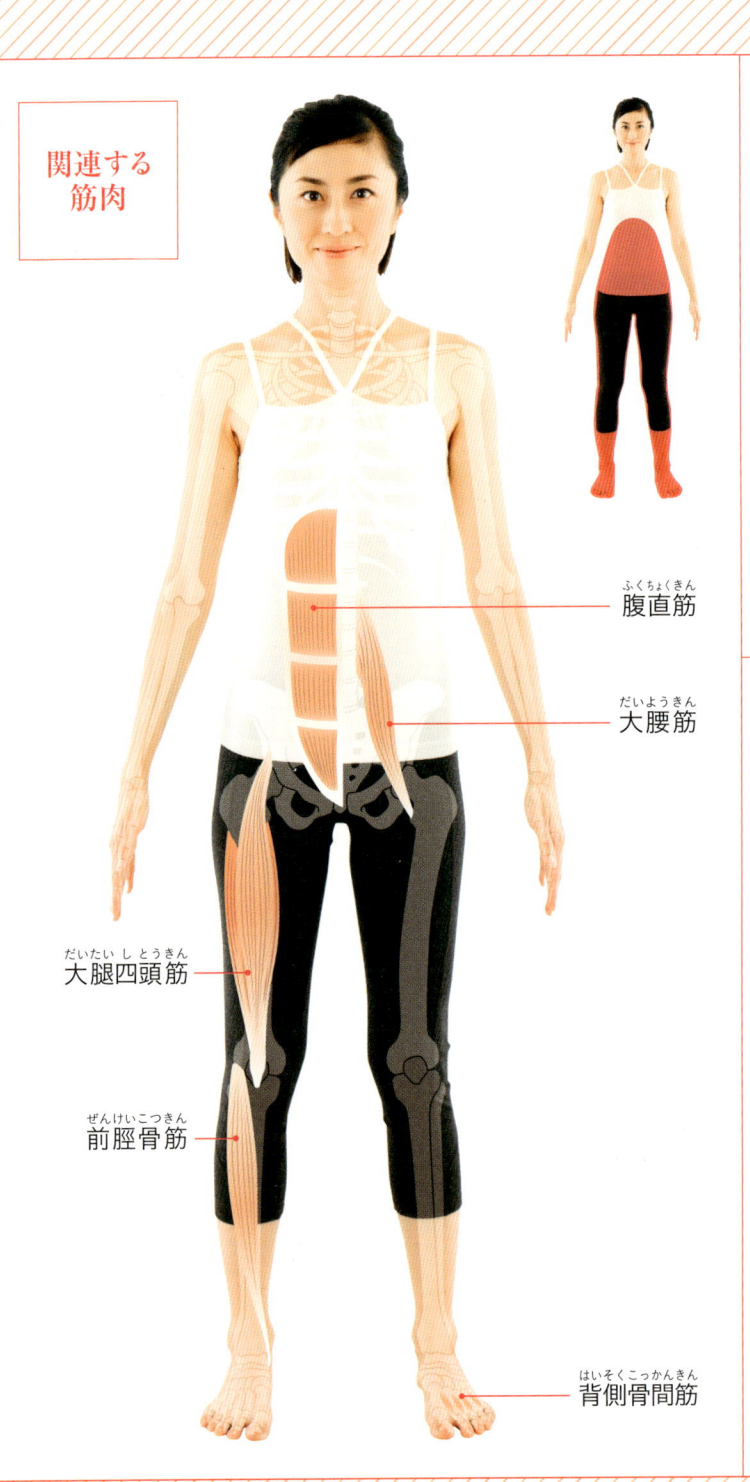

座りっぱなしで股関節が縮んでいる人、おなかポッコリの人は、太ももの負担大!?

太ももの前面にある大腿四頭筋は、大腿骨をぐるりと取り囲んでいる人体最大の筋肉で、全身を動かす強靭なエンジンの役割を果たしています。

ところが、弱いものをかばって頑張り過ぎてしまうというのが、強いものの宿命。座りっぱなしの時間が長く、股関節の筋肉が縮んでいたり、腰痛を抱えている人の場合、いつの間にか大腿四頭筋に負担がかかり、そのまわりの筋肉や筋膜の硬縮も進んでいきます。

また、太り気味の人や、おなかがポッコリ出ている人も、重たいからだを支えるために、太ももやすね、足の指のまわりの筋肉がパンパンに張っていきます。

こういう場合、からだの前面をおおっている筋膜、フロントネットを丁寧にリリースしていきましょう。

座りっぱなしの人は、股関節を支える脚のつけ根や、すね、足の甲なども念入りに。

こうすればわかる筋膜ネット

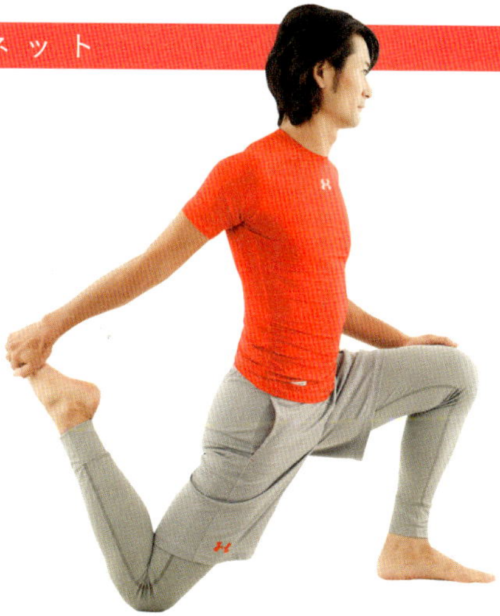

1. **右足を一歩下げて立ち、そのまま腰を下ろして、右ひざを床につける。**
2. **右手で右足の甲をつかみ、すねと足の甲がまっすぐになるように引っ張り上げる。**

おへそのあたりから、腰、右太もも、右すね、右足の甲の前面が一体となって引っ張られているのがわかりますか？　その部分が、フロントネットです。

1 タオルポールでおなかの筋膜を押し伸ばす

ひじをついて右腰骨にタオルポールをあて、左ひざを曲げる。おへその下から腰骨のあたりまで、タオルポールをゆっくり回転させながら押し伸ばす。

10秒

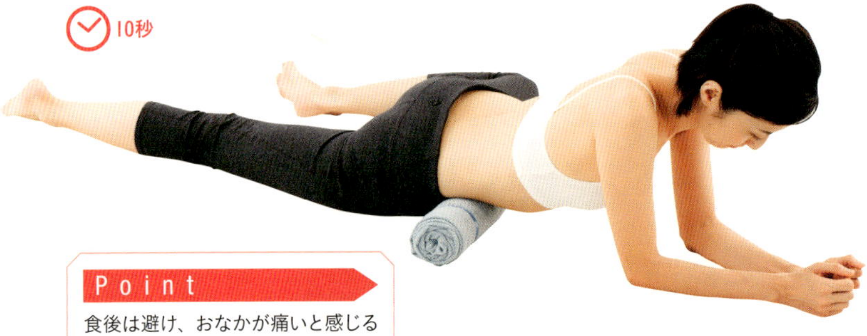

Point

食後は避け、おなかが痛いと感じるほど、タオルポールに強く押しあてないこと。気持ちいいと思う程度に。

2 脚のつけ根〜太ももの筋膜を押し伸ばす

右脚のつけ根にタオルポールを移動させ、右太もものつけ根〜右ひざ上まで、タオルポールをゆっくり回転させながら、押し伸ばす。

脚のつけ根〜ひざ上までで10秒

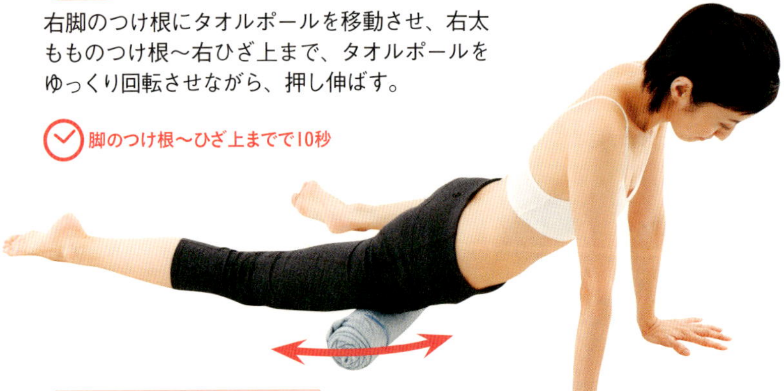

Point

脚のつけ根までしっかりと筋膜リリースをすること。座りっぱなしの時間が長い人には、特にオススメ。

3 ひざ下の筋膜を押し伸ばす

つま先を立てて正座し、右すねの下にタオルポールを置く。両手を床について上半身を前傾してひざ下に体重をかけ、すね〜足首までゆっくり押し伸ばす。

ひざ〜足首までで10秒

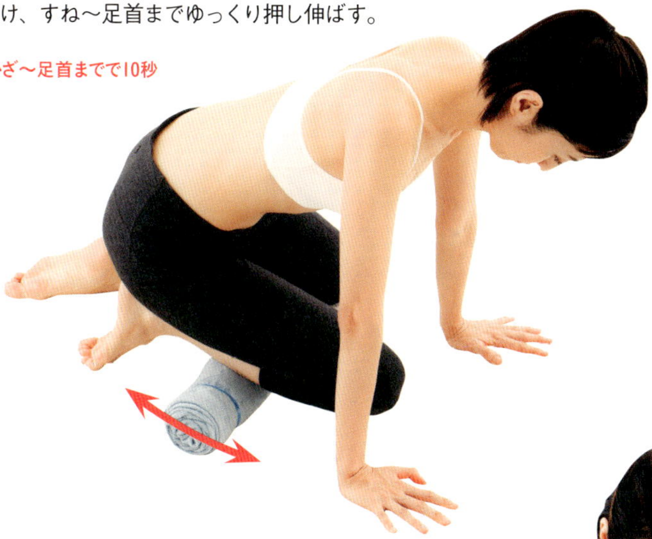

4 足の甲の筋膜を押し伸ばす

そのままの姿勢で、右足の甲をタオルポールの上にのせる。左手は床につける。右手で右足の甲を引っ張り上げるようにして押し伸ばす。

10秒

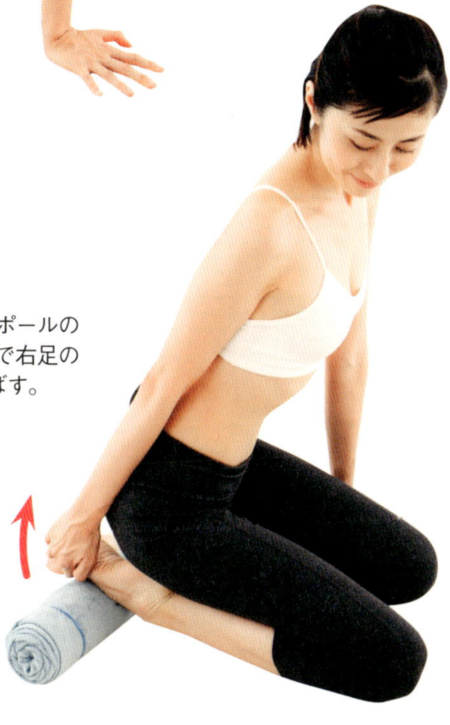

5 反対側も同様に

No.2 バックネット

慢性的な疲労や何らかの不調を抱えている人、姿勢が悪くからだのゆがみを気にしている人は、必ず押さえておきたい重要なネット。

関連する筋肉

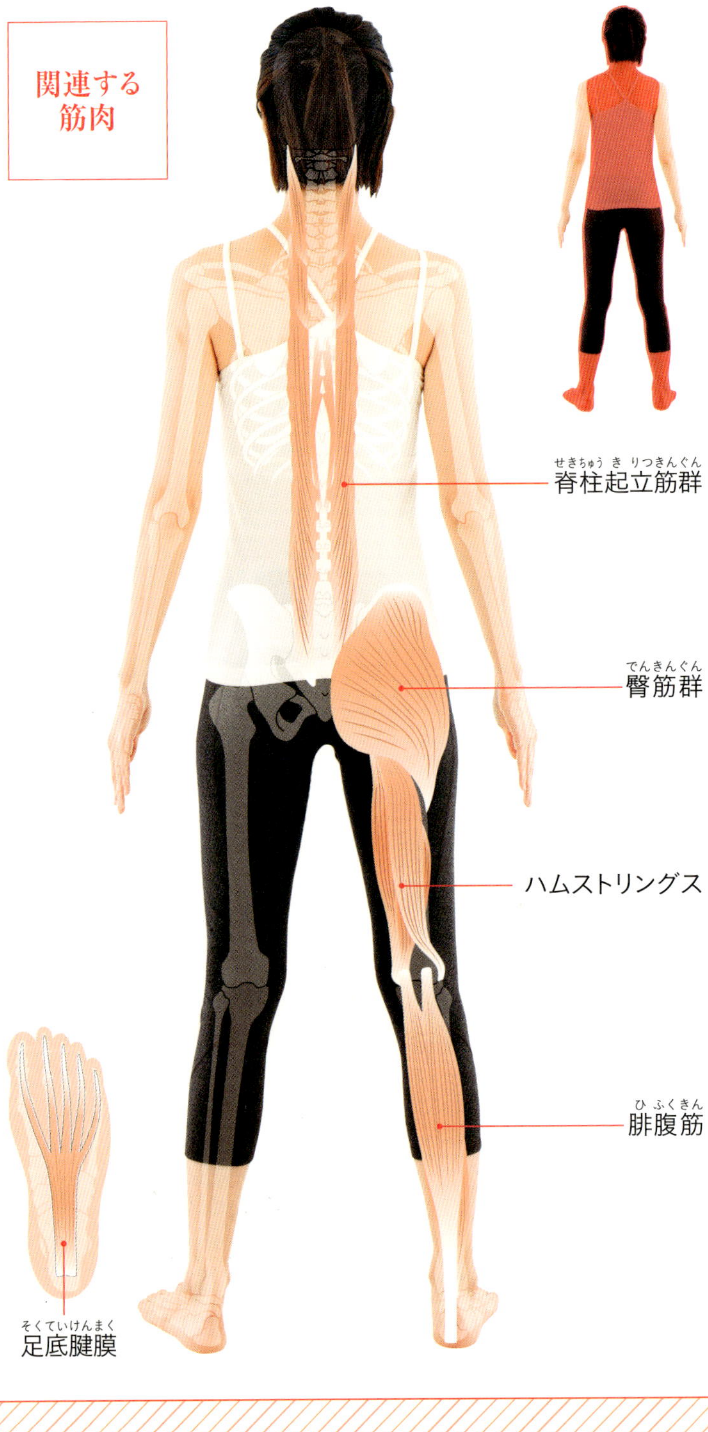

健康維持の要・自律神経の出口が集中！ 代謝や免疫力もアップ！

からだの背面には、健康を維持する上で重要な骨や筋肉、組織、神経が集中しています。

たとえば、首から腰まで背骨に沿うように走っている脊柱起立筋は、バランスのよい正しい姿勢を維持するために重要な筋肉です。また、呼吸、心拍、血圧、体温調節、代謝など、生命を維持するために欠かせない身体機能をコントロールしている自律神経は、背骨から全身に広がっています。バックネットの硬縮は、自律神経の乱れと直結しているといってもいいのです。

肩こりや頭痛、腰痛などを抱えてどこが硬縮ポイントなのかわからないときでも、とりあえずバックネットをリリースするようにしましょう。

また、慢性疲労や睡眠不足を抱えている人、代謝低下や肥満が気になる人は、将来の生活習慣病を予防するためにも、バックネットのリリースが必須です。

こうすればわかる筋膜ネット

1 両足を伸ばして床に座り、上半身を可能な限り前屈させ、両手で足先を持つ。頭はできるだけひざに近づけ、足首を手前に倒すように引っ張る。足先に手が届かない人は、届くところまででOK。ただし、からだはできるだけ前傾させ、足首も手前に倒す。

首、背中、腰、太ももの裏、ふくらはぎが一体となって引っ張られていますか？　そこがバックネットです。

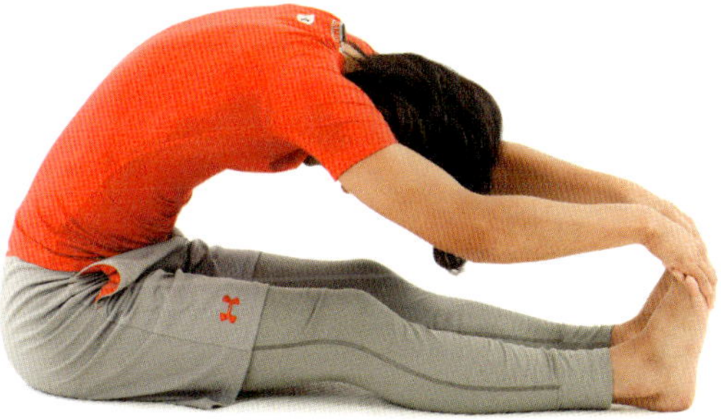

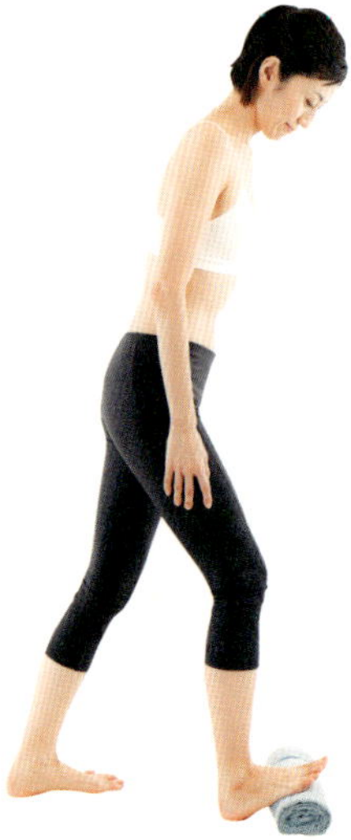

1 足裏の筋膜を押し伸ばす

右足でタオルポールを踏み、前後に転がしながら足裏全体を押し伸ばす。

10秒

2 ふくらはぎの筋膜を押し伸ばす

床に座って脚を伸ばし、タオルポールの上に右足の足首をのせる。手を後ろにつき、お尻を浮かせて足首〜ふくらはぎにかけて筋膜を押し伸ばす。

足首〜ふくらはぎまでで
10秒

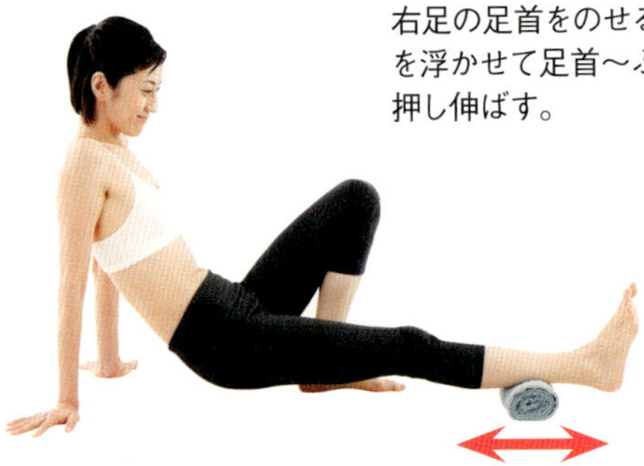

3 太もも裏の筋膜を押し伸ばす

右太ももの下にタオルポールを置き、左足を立てて座る。両手を床につき、太もものつけ根〜中央部までタオルを回転させながらゆっくりと押し伸ばす。

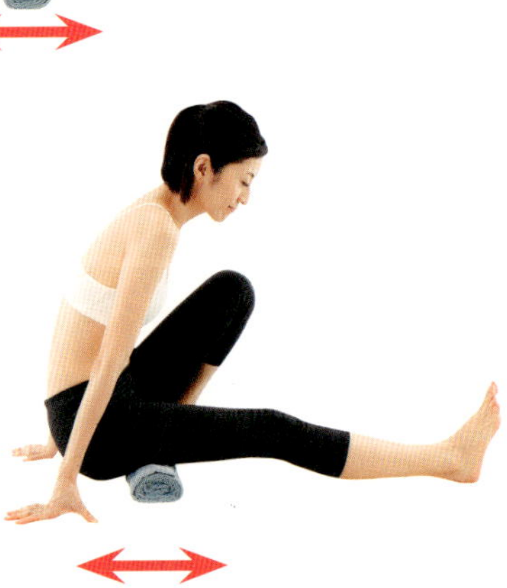

Point

足先を左右に振りながら行なうと、より効果的！

✕ スポーツ等で肉離れなどを起こしている時は、悪化させてしまうので絶対にやめましょう。

太もものつけ根〜太もも全体で
10秒

4 お尻の筋膜を押し伸ばす

タオルポールにお尻をのせて座る。手を後ろにつき、右足を左ひざにのせて右のお尻に体重をかけ、お尻の筋肉を押し伸ばす。

10秒

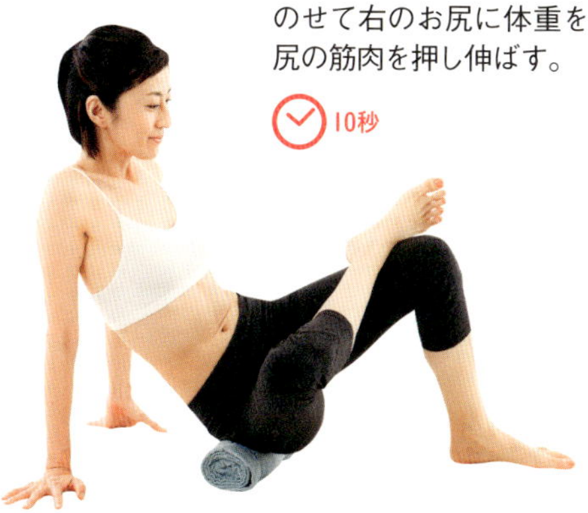

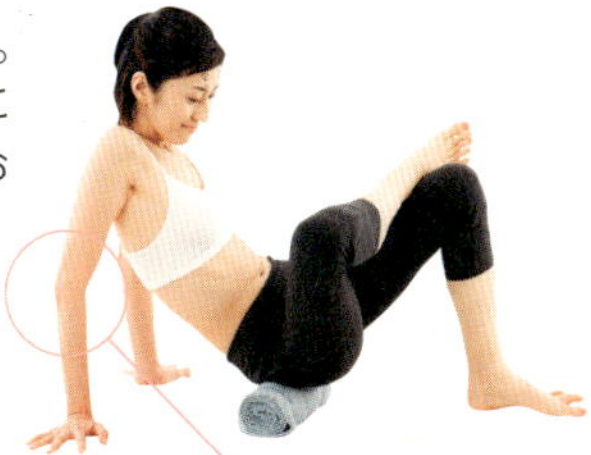

Point

ひざを左右に揺らしたり、ひじを曲げ伸ばししたりして、お尻全体の筋膜をしっかりと押し伸ばしましょう。

5 腰〜背中〜首の筋膜を押し伸ばす

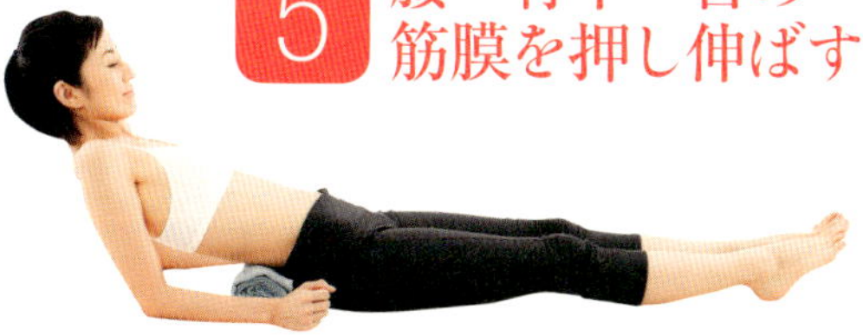

腰にあててあお向けになり、脚をまっすぐ伸ばす。ひじを床につけ、腰に体重をかけて押し伸ばす。

10秒

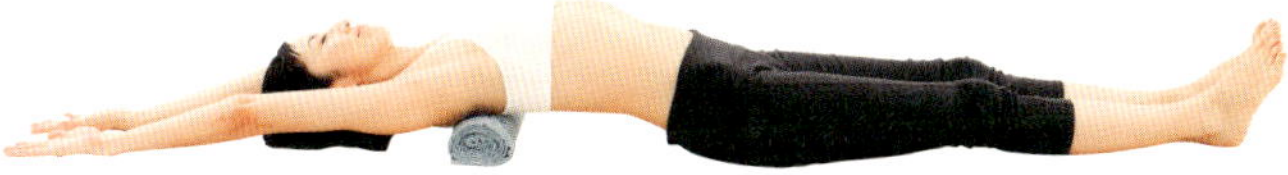

腕をまっすぐ上に伸ばし、腰〜背中にかけてタオルポールを移動させながら、ゆっくりと押し伸ばす。

背中全体で10秒

Point

腕をまっすぐ上に伸ばすのが難しい人は、腕を横に広げて行ないましょう。くれぐれも無理はしないこと。

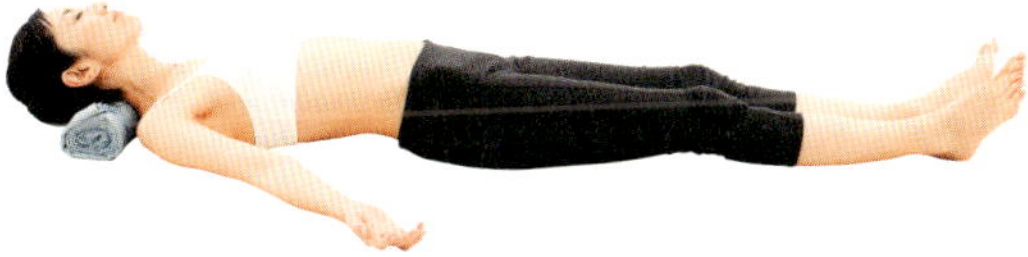

首の下にタオルポールを移動させ、首の力を抜く。

10秒

6 1〜4まで反対側も同様に

No.3
サイドネット

からだの両サイドをおおうネット。
片方の肩が下がっている、腰の左右どちらかが痛むという場合は、サイドネットをリリースして左右のバランスを矯正！

関連する筋肉

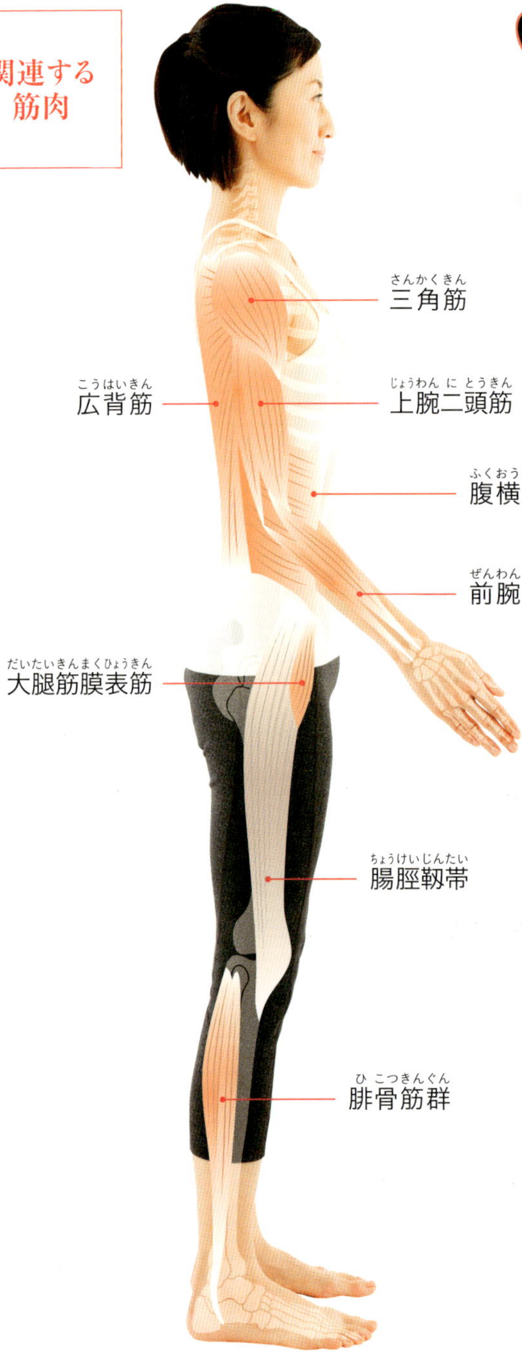

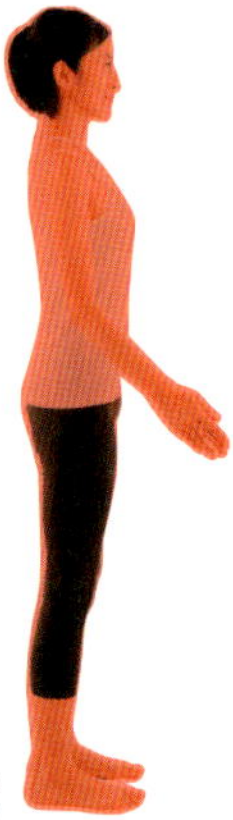

片方の肩が下がるといった左右のアンバランスを調整

人のからだは、基本的には左右対称にできています。にもかかわらず、顔やからだが完璧に左右対称の人はほとんどいません。

人には利き手や利き足、習慣化された動作などがあるため、どうしても硬化する筋肉と弱化する筋肉ができます。それでも、何とか重心を保って左右のバランスをとろうとして、首や背骨や骨盤に負担がかかり、ゆがみを抱えるようになります。

こうした左右のアンバランスと深いかかわりがあるのが、サイドネットです。ふだんあまり意識していないかもしれませんが、片方の肩が下がっている人は、首、肩、腰の片方だけが硬縮してこりや痛みを抱えてしまいます。

また、重心が左右どちらかにずれていると、ひざ関節に負担がかかりやすいので、下半身の両サイドもしっかりリリースしましょう。

こうすればわかる筋膜ネット

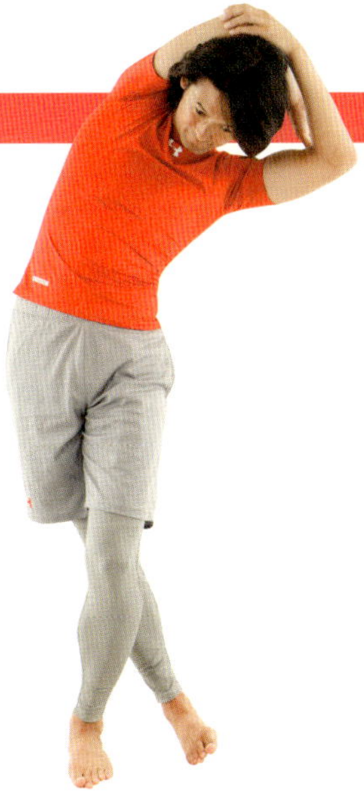

1 **右足を後ろにして下半身をクロスし、両腕を上げる。**

2 **左手で右腕のひじを押さえながら上体を左に倒す。**

からだの右サイドが伸びているのがわかりますか？　左サイドも同様に伸ばしてみましょう。背骨や骨盤が左右に傾いていると、腰の左右どちらかが痛む、左右どちらかの脚の外側が痛むというように、サイドネットの随所に硬縮・癒着が発生しやすくなります。

1 すね外側の筋膜を押し伸ばす

横向きになって左ひじをつき、タオルポールを左足のすねの外側にあてる。腰を少し浮かし、少しずつタオルポールを転がしながら、すねの外側をゆっくりと押し伸ばす。

すねの外側全体で10秒

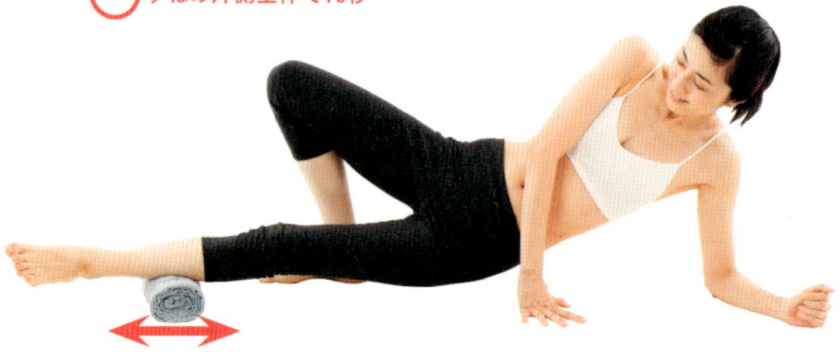

2 太もも外側の筋膜を押し伸ばす

タオルポールを転がしながら、左太もも外側を全体的に押し伸ばす。

太ももの外側全体で10秒

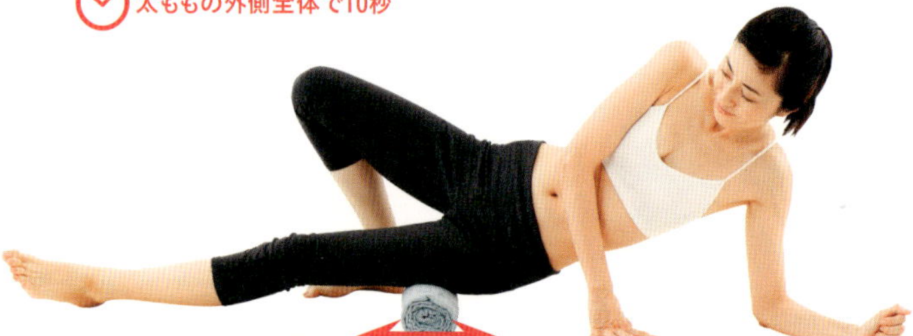

3 わき腹の筋膜を押し伸ばす

おなかの左側面にタオルポールを移動させ、わき腹（腹横筋）を押し伸ばす。

10秒

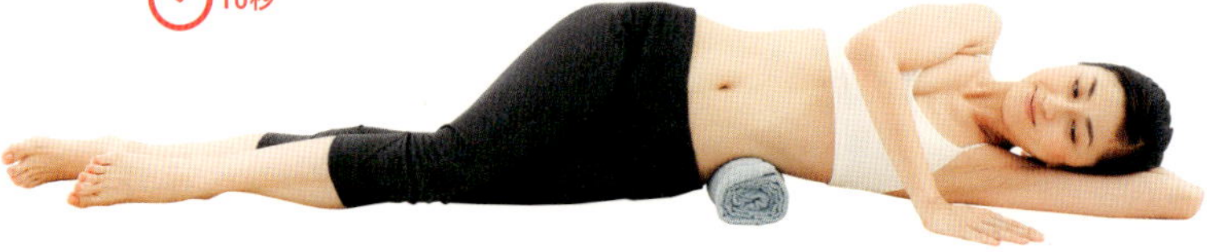

4 腕のつけ根の筋膜を押し伸ばす

左腕のつけ根にタオルポールを移動させ、脇の下の筋膜を押し伸ばす。

10秒

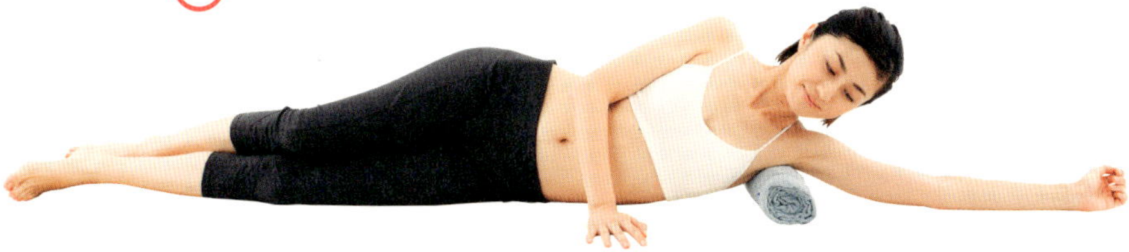

5 二の腕外側の筋膜を押し伸ばす

タオルポールを脇の下から二の腕に向かって転がしながら、上腕二頭筋の筋膜をゆっくり押し伸ばす。

10秒

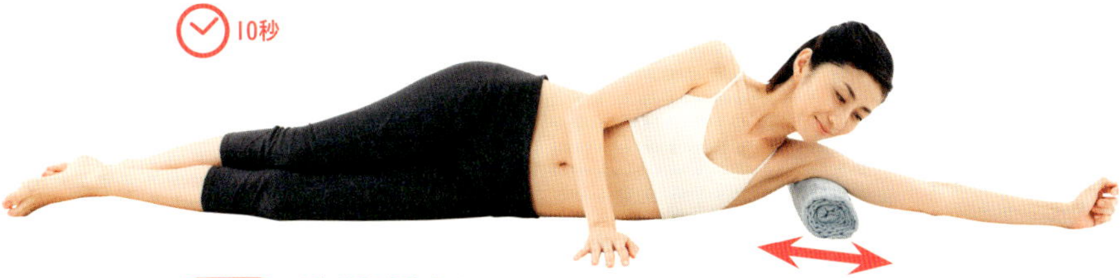

6 前腕外側の筋膜を押し伸ばす

左手の平を上に向け、前腕をタオルポールの上にのせる。腕をタオルポールに押しあてつつ、右手で左手を手前に引き寄せて、前腕伸筋群の筋膜をゆっくり押し伸ばす。

10秒

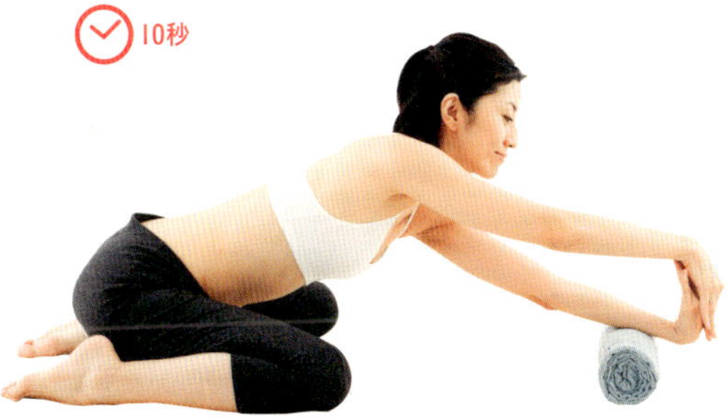

7 反対側も同様に

No.4 インナーネット

右腕から左脚へ、左腕から右脚へと、体幹部を通ってクロスするネット。大動脈やリンパ節と隣接しているので、血流や免疫系とのかかわりが深く、からだの前後のねじれ矯正にも効果的。

関連する筋肉

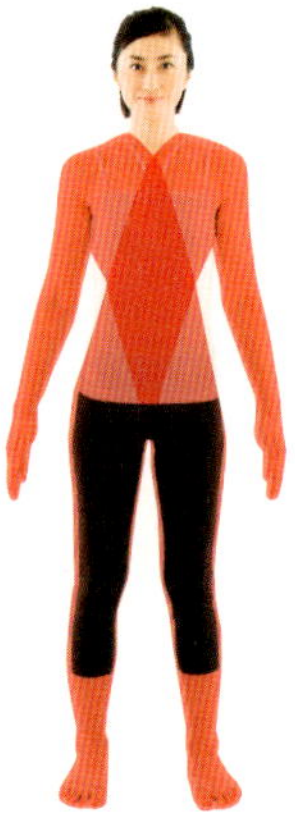

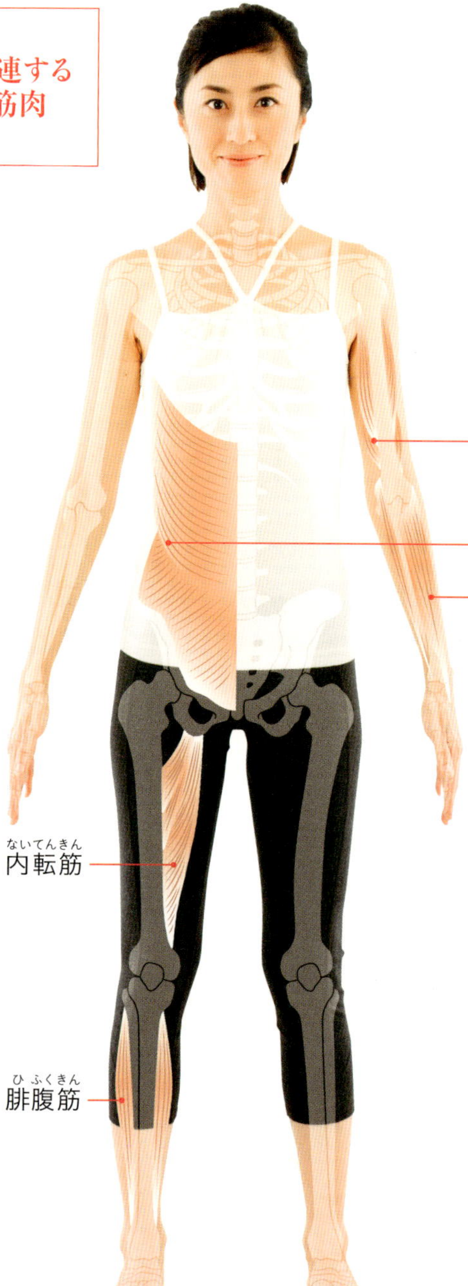

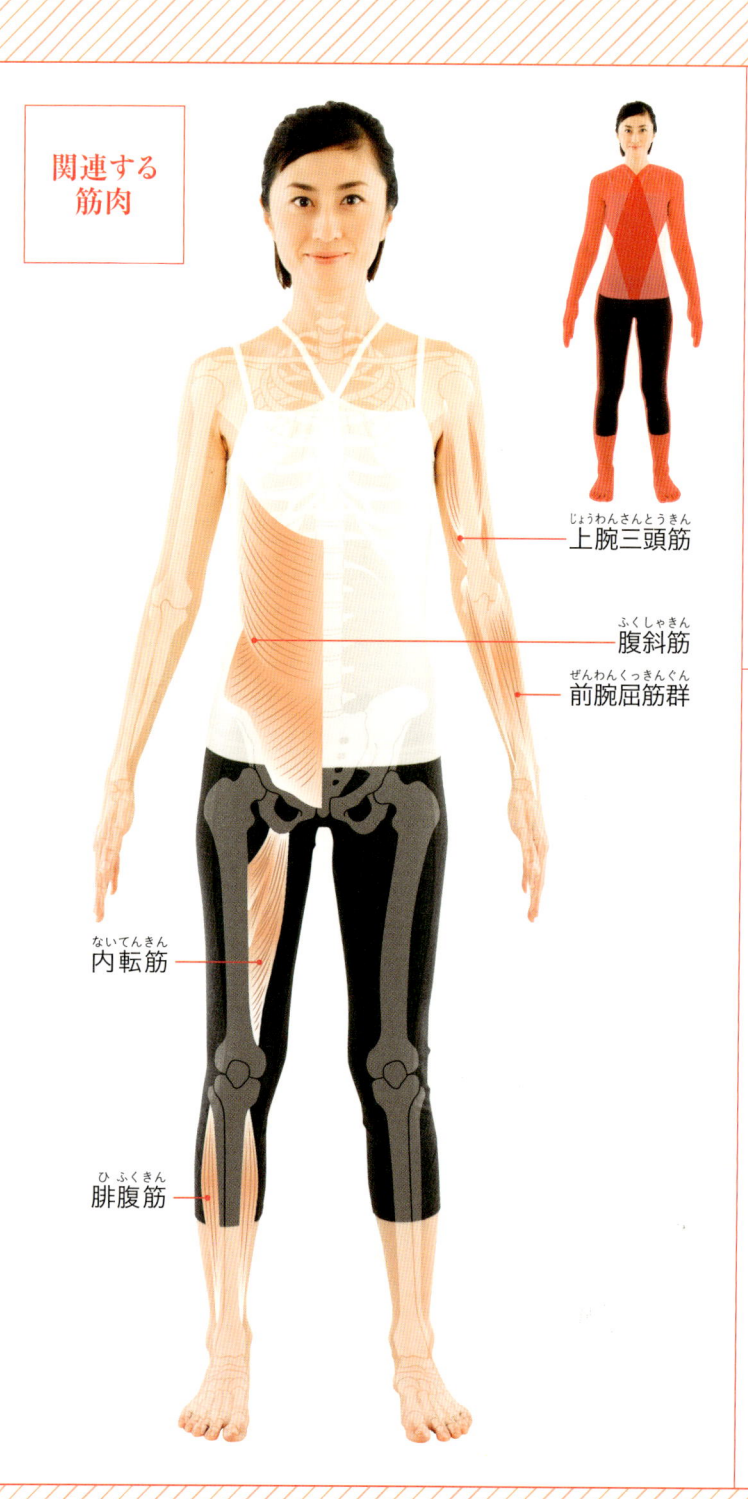

インナーマッスルの筋膜を伸ばし、血流とリンパの流れを促進

体幹（胴体部分）を中心に、右腕〜体幹〜左脚、左腕〜体幹〜右腕というようにクロスしてつながっている筋膜の帯が、インナーネットです。

体幹部には大動脈やリンパ節があるため、インナーネットの筋膜をリリースすると血流改善やむくみの解消、免疫力アップにつながります。

また、猫背で骨盤が前傾している人、そり腰で骨盤が後傾している人など、からだが前後に傾いている人も、インナーネットリリースが効果的です。椅子に座るとき、脚を組むクセのある人は、骨盤が左右か前後にずれていて、無意識にバランスをとろうとしているのかもしれません。そのままでは骨盤が圧迫され、下半身の冷えやむくみ、下半身太りを助長します。インナーネットリリースで血流とリンパの流れをよくしつつ、骨盤のゆがみも解消していきましょう。

こうすればわかる筋膜ネット

1. **右足裏を左脚のつけ根につけ、右手で左足のつま先をつかむ。**
2. **そのまま顔を左脚につけるようなつもりで、上半身を前屈する。左足先に右手が届かなければ、届くところまででOK。ただし、左足首はできるだけ手前に倒して。反対側も同様に。**

右肩の背面から右腕〜右わき腹〜左股関節〜左脚が同時にしっかり伸びているのを感じますか？そこがインナーネットです。

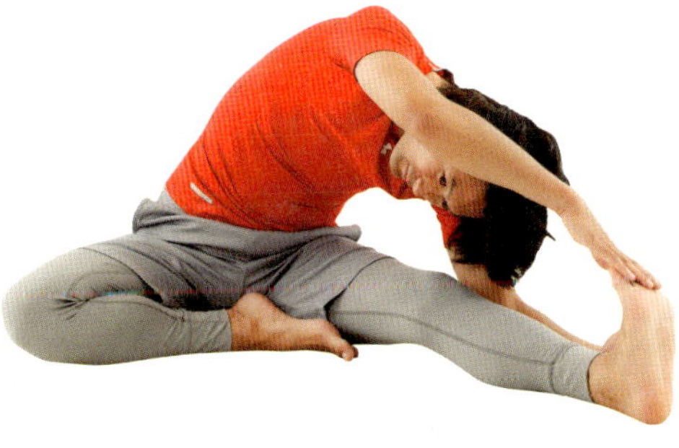

Point

「右脚→おなか→左腕」「左脚→おなか→右腕」というように、おなかを中心とするクロスを描くように、左右両方のインナーネットをリリースしていきます。

1 すね内側の筋膜を押し伸ばす

ふくらはぎの内側全体で10秒

ひじを床につけてうつ伏せになり、右足のすね内側（腓腹筋）にタオルポールをあてて、ゆっくり押し伸ばす。

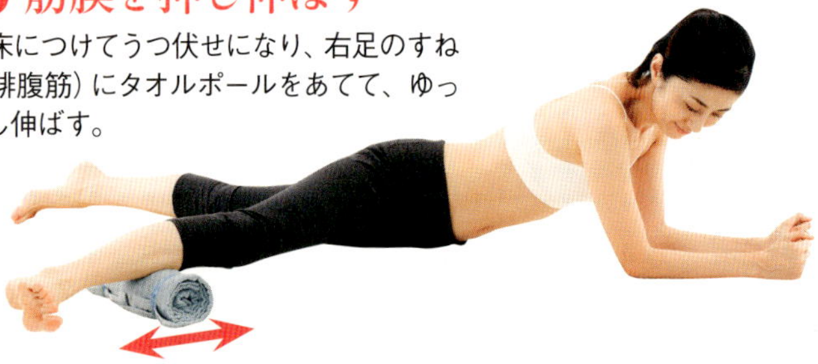

2 脚のつけ根の筋膜を押し伸ばす

股関節〜太もも全体で10秒

タオルポールを右脚のつけ根にあて、タオルポールを転がしながら、股関節〜太もも内側（内転筋）をゆっくり押し伸ばす。

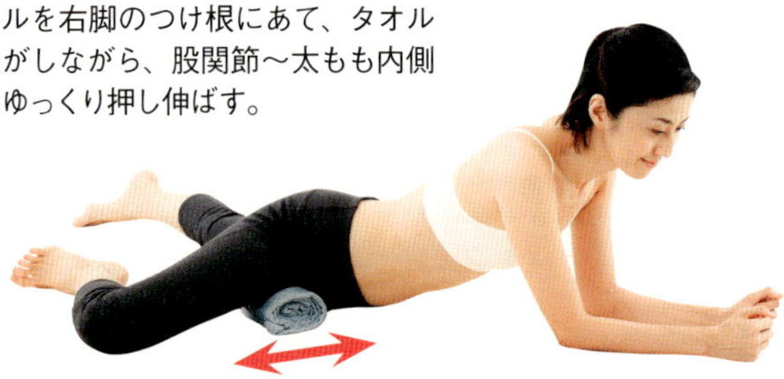

3 おなかの深部の筋膜を押し伸ばす

右わき腹にタオルポールをあて、左側の腕をまっすぐ上に伸ばし、わき腹（腹斜筋）をゆっくりと押し伸ばす。

10秒

Point

タオルポールをあてた側と反対側の腕を真上に伸ばすことで、腹斜筋はもちろん、腹横筋、腹直筋の3つの腹筋の筋膜を効率よくリリースすることができます。無理をしない程度に、腕をしっかり上に伸ばしましょう。

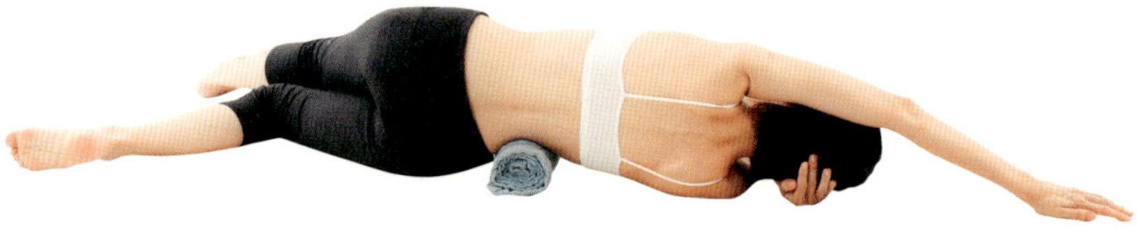

4 二の腕の内側の筋膜を押し伸ばす

左手の平を下にして腕をまっすぐ伸ばし、タオルポールの上にのせて、二の腕の内側（上腕三頭筋）をゆっくり押し伸ばす。

二の腕の内側全体で10秒

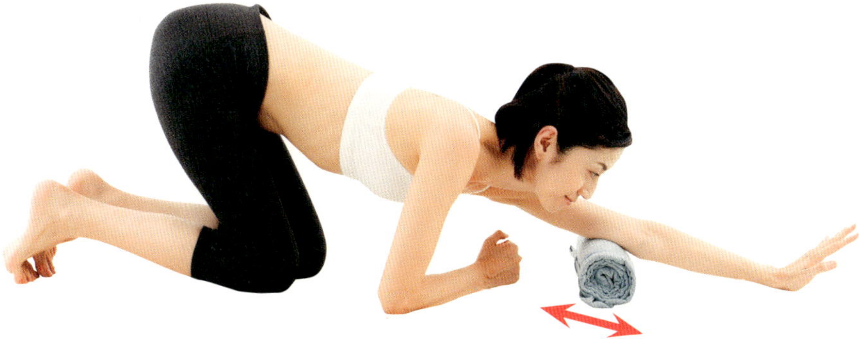

5 前腕内側の筋膜を押し伸ばす

左手の平を下に向けたまま、手首をタオルポールの上にのせ、右手で左手の平を反らすようにして手前に引き寄せる。

10秒

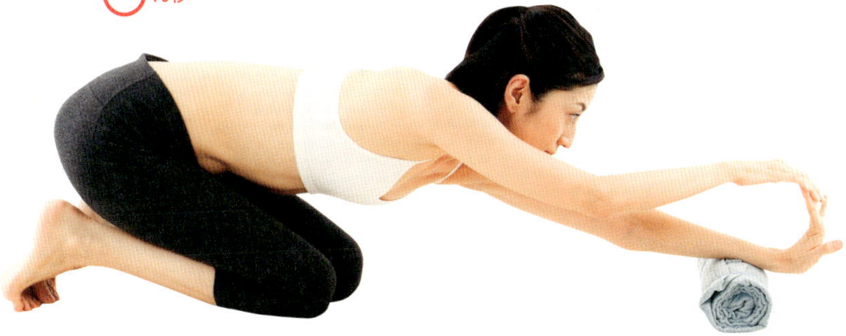

6 反対側も同様に

No.5 アームネット

首・肩・胸と両腕をつなぐ筋膜ネットワーク。
長時間デスクワークをして上半身がこり固まっているとき、
気分をリフレッシュしたいときは、まずここです。

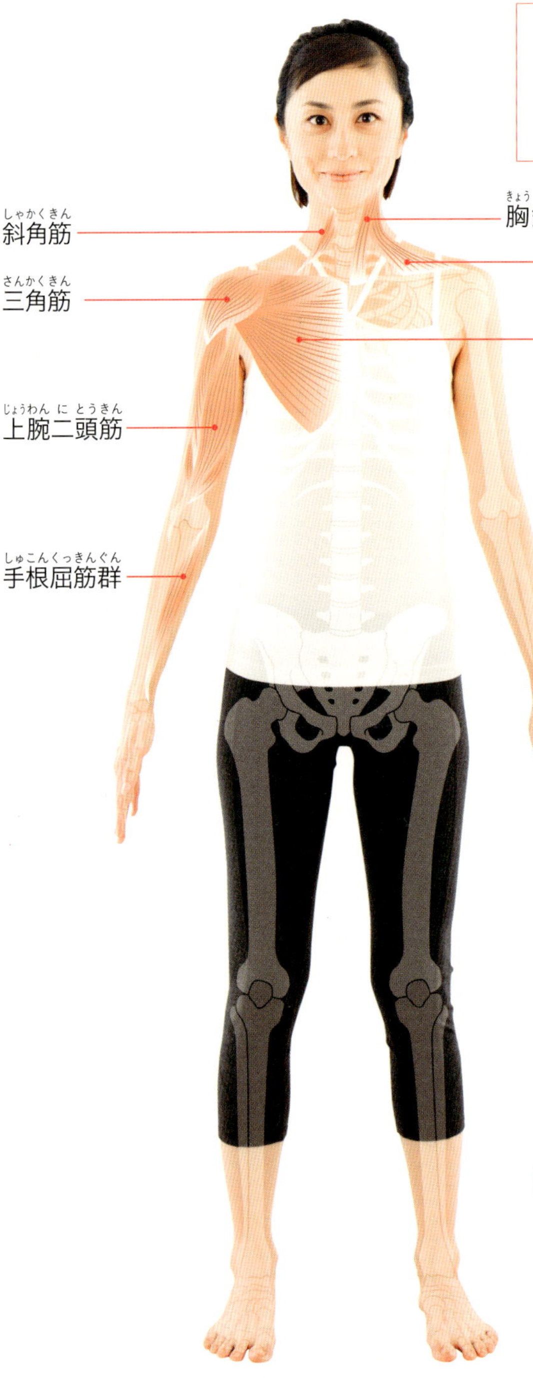

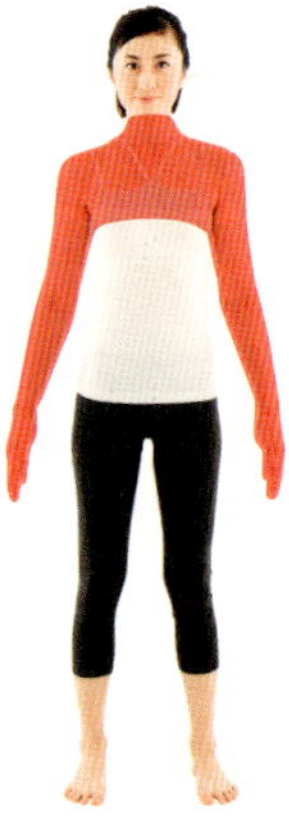

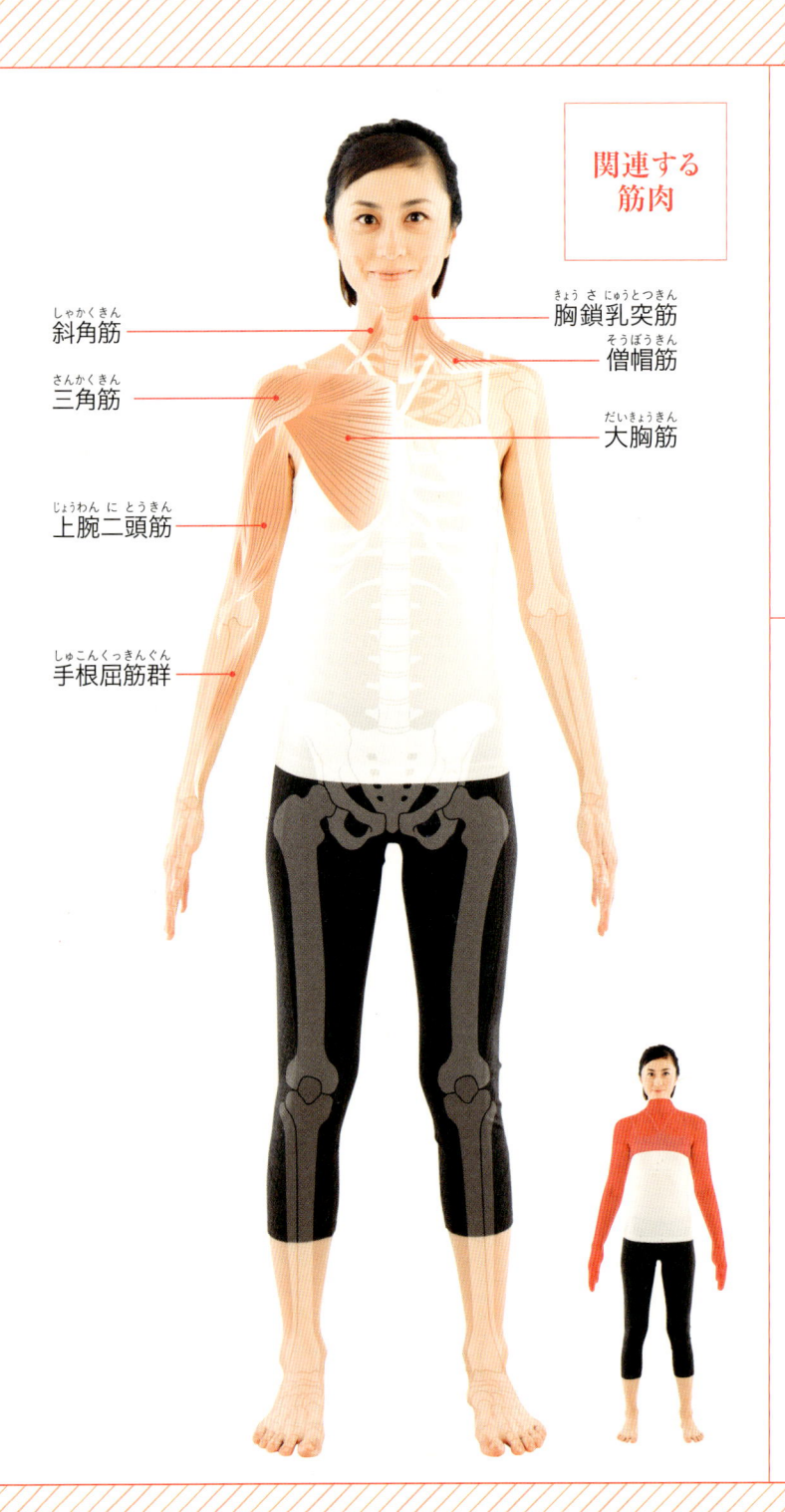

迷走神経も解放され、気分までリフレッシュ！

頭痛や肩・首のこりがあるときは、気分も落ち込みがちです。実は、これらのこりの根源となる僧帽筋は、首から胸に伸びた胸鎖乳突筋と同じ筋膜に包まれています。

この胸鎖乳突筋は、自律神経系の中でもリラックスや胃腸の働きを司る「迷走神経」と深い関係がある筋肉。そのため、その周辺の筋膜が硬縮・癒着していると、休息しても疲れがとれず、リラックスできないのです。

アームネットは、この胸鎖乳突筋を含めた首・肩・胸・腕をおおう筋膜ネットワークです。

肩や首を一生懸命にもんだり押したりする人がいますが、迷走神経のようなデリケートな神経が集中する部分に強い圧力や刺激を与えるのは危険。その点、筋膜リリースならダメージを与える心配はほとんどありません。

また、手や腕には想像以上に見えない疲労がたまっています。首や肩だけ集中的にケアするのではなく、アームネット全体をリリースしましょう。

こうすればわかる筋膜ネット

1 右手を壁につき、上体を左にひねって左手で頭を左に倒す。

首の右側〜右胸〜右腕〜右手首がしっかり伸びているのを感じますか？　そこがアームネットです。

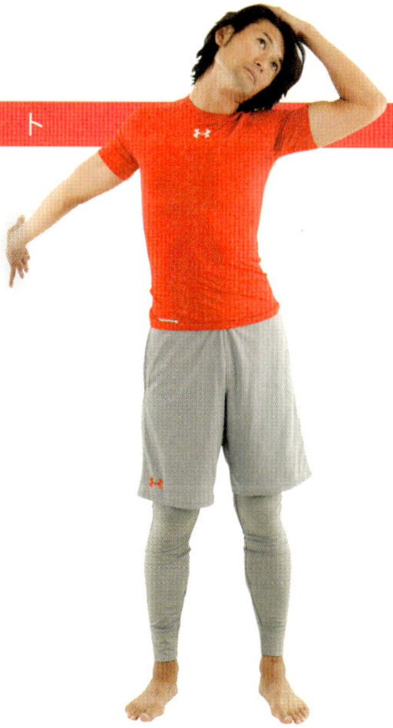

1 頭を右に倒し、首の左側を伸ばす

右手で頭を右に倒し、首の左側面にある僧帽筋の筋膜をゆっくりリリース。

10秒

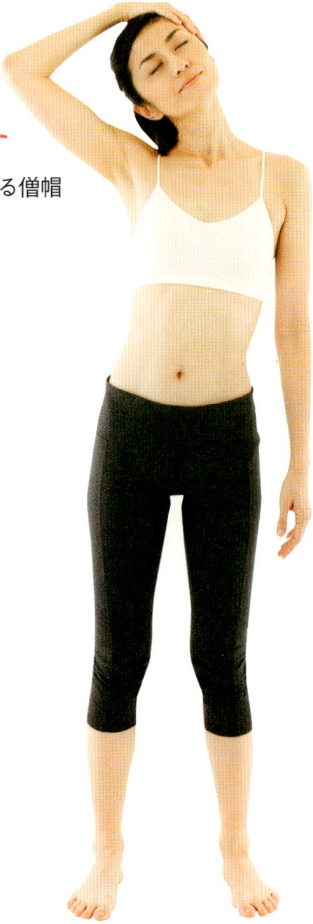

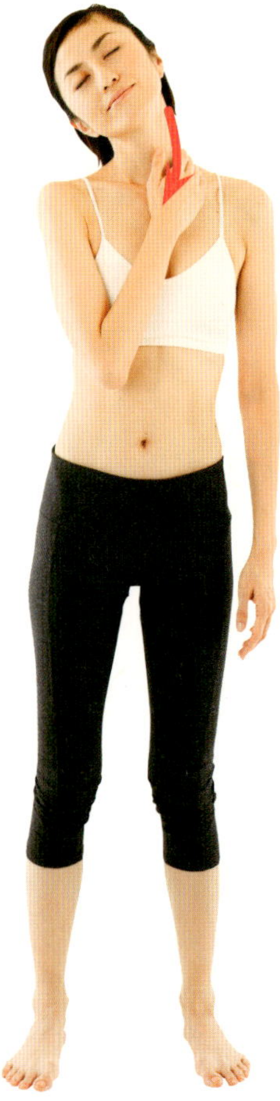

2 胸鎖乳突筋を押し伸ばす

あごを上げて首を右に倒し、左耳の横、頭蓋骨のふちの部分に親指以外の4本の指をあてる。首を圧迫し、そのまま首の前面に向かって斜め下に押し伸ばす。

10秒

3 斜角筋を押し伸ばす

10秒

左手を壁の斜め下につき、右手を首の真横にあてて圧迫する。そのままからだを右にひねって斜角筋をリリース。

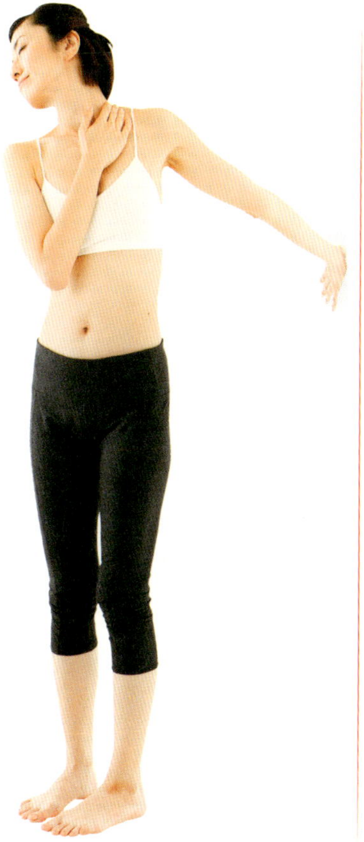

4 大胸筋を押し伸ばす

左手を壁の上のほうにつき、左側の鎖骨の下あたりに手の平をあてる。そのままからだの中心部に向かって押し伸ばす。

10秒

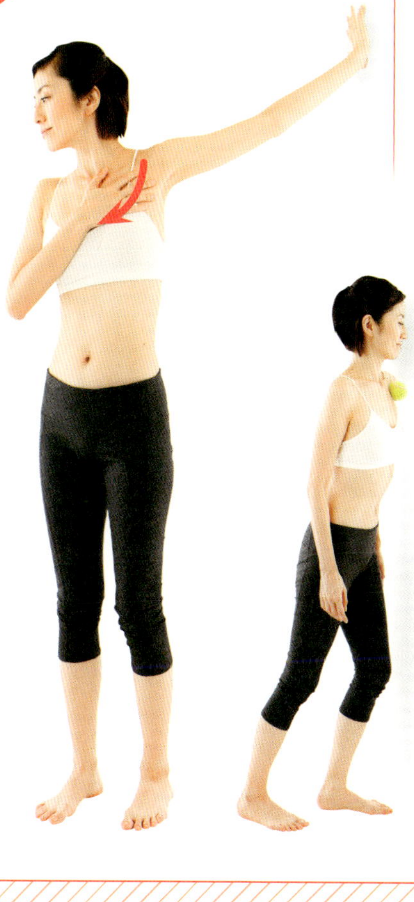

Point

4はテニスボールを使ってもOK。鎖骨の下あたりにテニスボールをあて、壁に押しつける。

5 反対側も同様に

Column

筋膜リリースの効果的なタイミング

筋膜リリースは、心拍数が上がるような激しい運動や刺激をともないませんから、基本的にはいつ行なってもかまいません。ただ、おなかを圧迫するものだけは、食事直後は避けるようにしましょう。

座りっぱなし、立ちっぱなしなど、長時間同じ姿勢で過ごした後にこまめにリリースすると、悪化や慢性化を防ぐことができます。

また、運動やダンス、筋トレなどの前に行うと、筋肉の動きがよくなり、関節可動域も広がってパフォーマンス能力が向上します。マッサージや鍼灸の前に筋膜をほぐしておけば、施術の効率が高まるでしょう。

つらいこりや痛み、不調を抱えているときは、ゆっくり入浴してからだを温め、血行をよくしてから行なうと、硬縮・癒着がゆるみ、からだの深部まで筋膜リリースの刺激が浸透しやすくなります。

入浴には、リラクゼーション効果もあります。入浴後に5つの筋膜リリースをフルコースで行なってから就寝すると、1日の疲れも取れ、良質な深い睡眠が得られ、翌朝の目覚めもスッキリします。できれば週に1度は「入浴＋5つの筋膜リリース」のスペシャルデーを設け、疲れやこりが慢性化しにくいからだをキープしていきましょう。

第3章

こりと痛みに効く筋膜リリース

ストレスと座りっぱなしの生活が筋膜をこわばらせる

私たちのからだは、適度に動かしてこそ、健康を維持するようにできています。ところが今や、日本人の約65％が座りっぱなしの生活をしているといわれています。

筋膜は、筋肉を酷使した時だけでなく、じっと動かさずにいても硬縮・癒着してしまいます。特に、パソコン作業をするときは、画面を凝視するあまり首を前に突き出し、背中を丸めたままの姿勢でじっと固まってしまいがちですよね。この状態が続くと、**痛みの発生源となる小さなシコリ＝トリガーポイント**が発生します。

また、精神的ストレスもあなどれません。**ストレスを感じるとからだの防衛本能が働き、交感神経のスイッチがオンになって全身の筋肉がキュッと収縮します**が、このとき筋膜も収縮します。しかも、一番いけないのは人間関係やハードな仕事など、自分でも気づかないうちに抱え込んでしまう慢性的なストレスです。

筋肉は運動やストレッチでゆるめることができますが、一度硬縮・癒着してしまった筋膜は、運動やストレッチではゆるめることができません。そうなる前に、日々少しずつリリースしていきましょう。

パソコン画面の高さも問題！

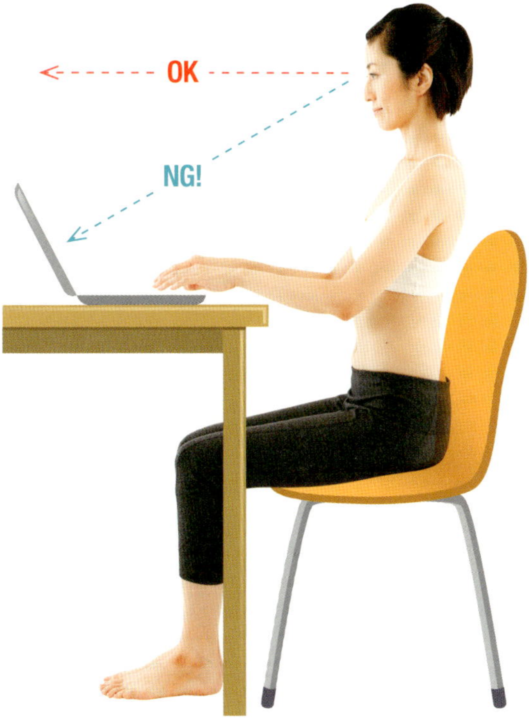

パソコン画面の位置が低く、目線を下げたまま画面を凝視していると、どうしても背中をまるめ首を前に突き出すようになります。できれば、パソコン画面が目線の高さにくるよう、パソコンを台の上に載せるなど工夫しましょう。

自分に合ったネットを見つけ、ピンポイントでこまめにリリース

筋膜は、不可逆性といって、**硬縮や癒着した状態で放置した時間が長くなるほどゆるみにくくなります。**その結果、小さなシコリのようなトリガーポイントができると、まわりの血管を圧迫して血流が悪化し、血液中に痛みの原因となる疲労物質や発痛物質が蓄積していきます。こうなると、痛みが増幅され、さらに硬縮が悪化するという「痛みのスパイラル（悪循環）」が始まります。

そこで、慢性化したこりや痛みをできるだけ早く緩和・解消し、「痛みのスパイラル」を防ぐためにも、**つらい症状をガマンせず、できるだけこまめにリリースしましょう。**

なかなか時間がとれないという人でも、気になる部分をピンポイントでリリースするだけなら、1回にかかる時間はわずか1分程度です。こりや痛みを感じる場所と、その根源となっている場所は必ずしも一致するとは限りませんから、自分の姿勢のクセや生活習慣、症状を見直し、根源となる部分を推測・予測して、かしこく、効率よくリリースしていきましょう。

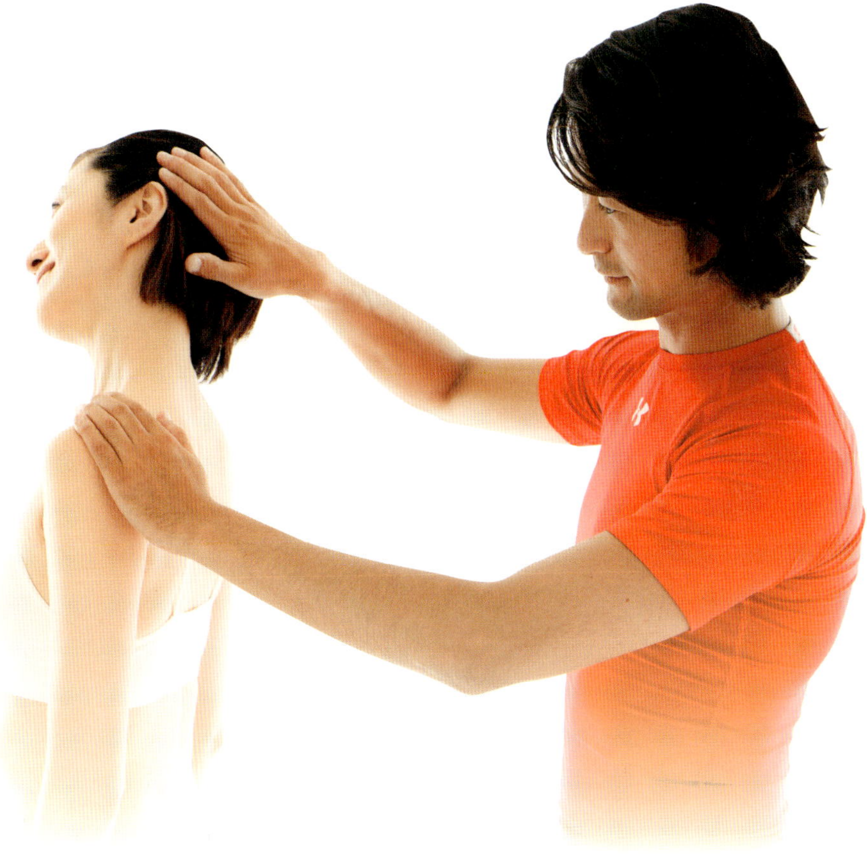

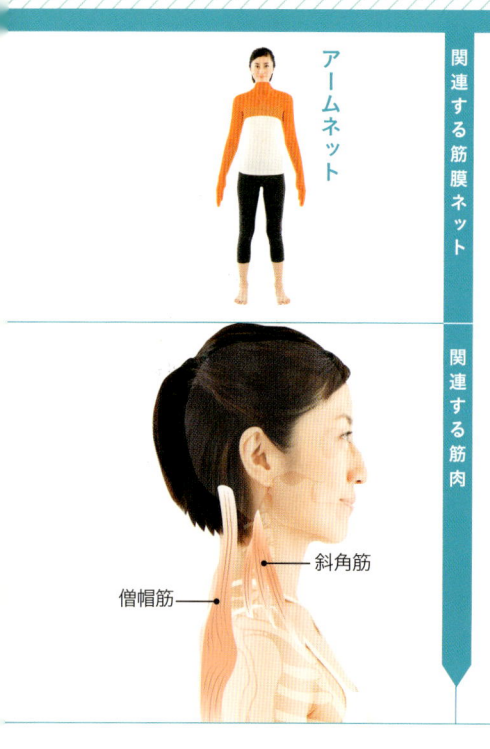

関連する筋膜ネット

関連する筋肉

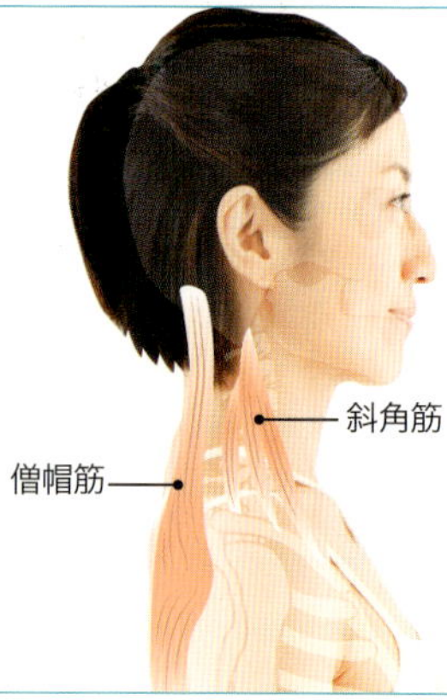

症状 1

肩こり①

首〜肩

首から肩にかけてのこりや痛みの発生源となりやすいのは、僧帽筋と斜角筋です。特に、猫背の人は、前に突き出した首を支えるために、僧帽筋を包む筋膜が縮みやすくなっています。

首に圧迫感があるなら、斜角筋まわりの筋膜が縮んでいる可能性大。この2つの筋肉は首のつけ根のあたりで隣接しています。圧迫してみて気持ちいいポイントを探し、それぞれゆっくりとリリースしていきましょう。

1 僧帽筋をリリースし、ガチガチの肩をラクに

首を右に倒してあごを上げ、右手で首の左つけ根を圧迫する。そのまま、右手を首の前面に向かって押し伸ばす。

10秒

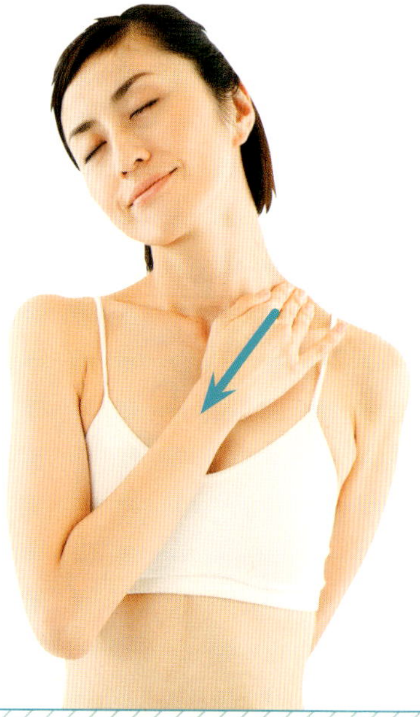

2 斜角筋を圧迫し、肩・首のつっぱりをリリース

右手で頭を右に倒し、左手を首の真横にあてて圧迫する。
そのまま左手を首の前面に向かって押し伸ばす。

10秒

Point

正しい位置に手をあててリリースすると、側頭部に痛みを感じる場合がありますが、それはリリースがうまくいったサイン。
ちなみに日本人は遺伝的に肩甲骨周囲が衰えやすくなっているのです。

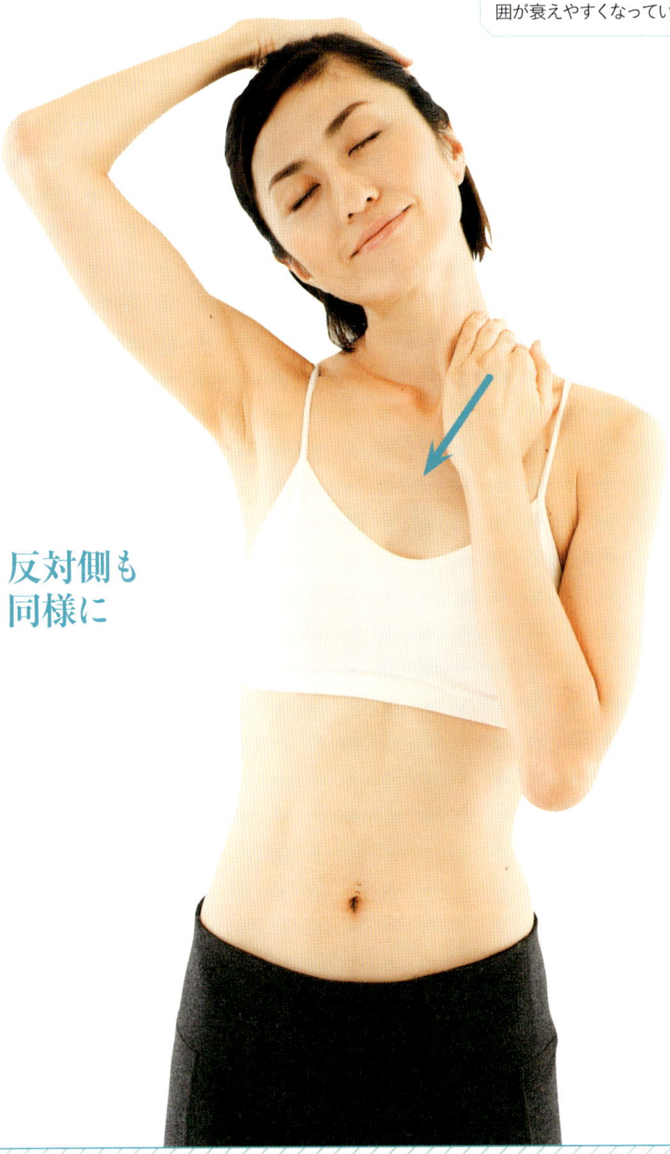

3 反対側も同様に

症状2

肩こり②

肩〜胸

関連する筋膜ネット

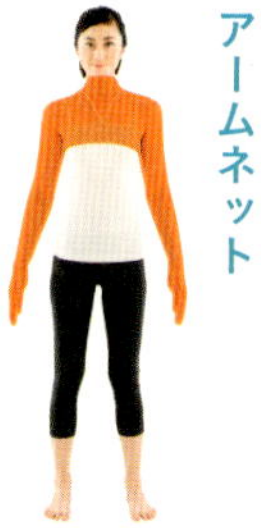

関連する筋肉

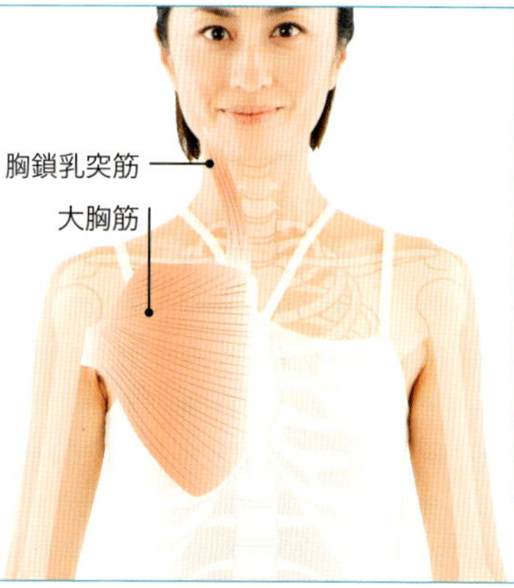

ひと口に肩こりといっても、人によって筋膜が硬縮している部分は微妙に異なります。圧迫するまで気づかないことが多いのが、胸まわり。猫背の人は、背中をまるめることで大胸筋が縮んでいたり、胸骨と鎖骨を起点として側頭部につながる胸鎖乳突筋が縮んでいる場合があります。胸まわりには副交感神経のひとつである迷走神経が走っているので、リリースすると気分をスッキリ前向きにする効果も得られるでしょう。

1 壁に手をつき大胸筋の筋膜をリリース

左手を壁の斜め下につき、からだを右に向けて胸の筋膜を伸ばす。テニスボールを左の鎖骨の下あたりにあて、圧迫しながらからだの中心部に向かって下に押し伸ばす。

10秒

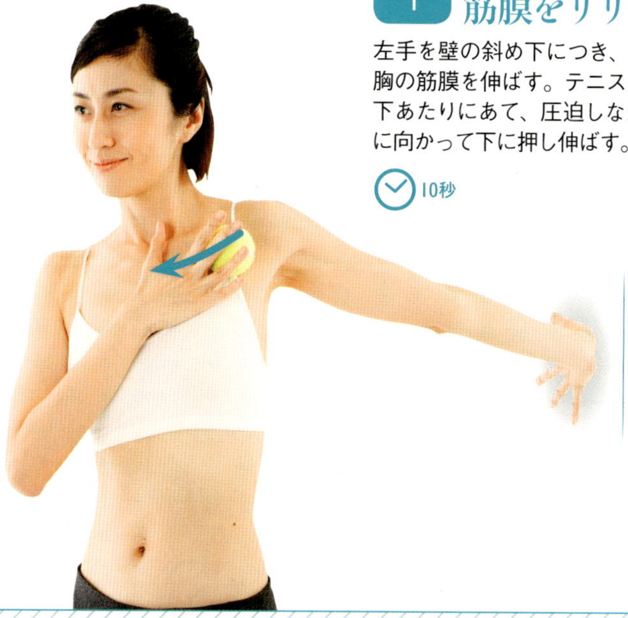

2 あごを上げ、縮こまった胸鎖乳突筋をリリース

あごを上げて首を右に倒し、左耳の下、頭蓋骨のふちの部分に手をあてる。首を圧迫し、そのまま首の前面に向かって斜め下に押し伸ばす。

10秒

3 反対側も同様に

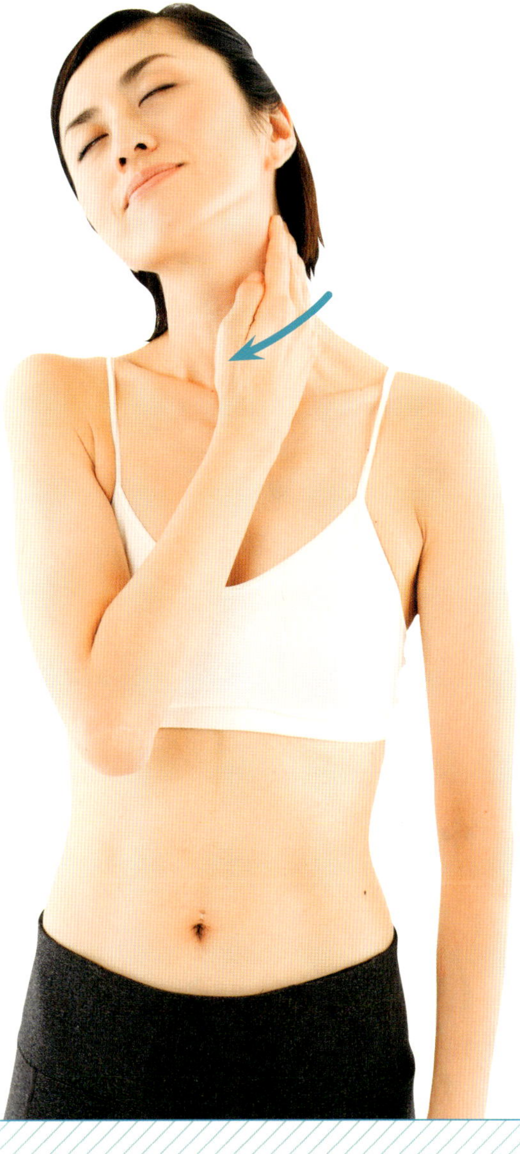

症状3

肩こり③

肩～肩甲骨

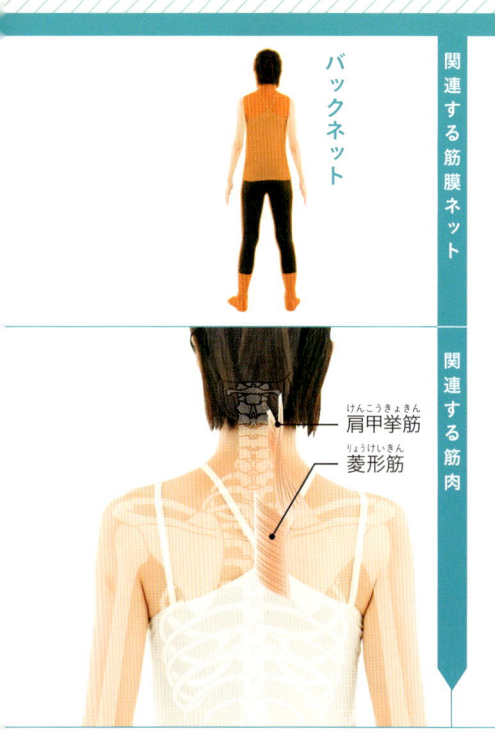

関連する筋膜ネット

関連する筋肉

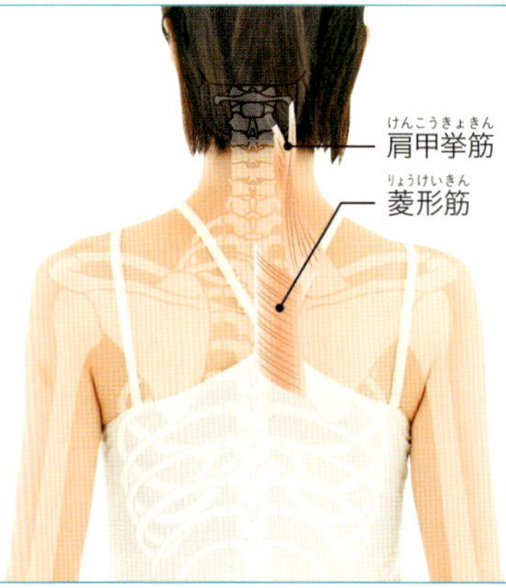

背中の張りが気になる場合は、肩甲骨のまわりの筋膜をゆるめていきましょう。肩甲骨の内側にある菱形筋は、背骨と肩甲骨をつなぐ筋肉で、背中にゆがみがあると負担がかかりやすくなります。隣接する肩甲挙筋は、肩甲骨を上に引っ張る筋肉です。首をすくめるような動作をよくする人は、ここをしっかりリリースしましょう。

この2つのリリースがうまくいくと、肩関節の可動域が広がって腕が動かしやすくなります。

1 肩甲骨の内側にある菱形筋の筋膜を押し伸ばす

10秒

あお向けになり、左の肩甲骨の内側に沿ってタオルポールを縦にあてる。からだを抱きかかえるようにして両腕で両肩をつかみ、肩甲骨を開く。さらに、ひざを立て、お尻を上げて、背中をタオルポールに押しつける。反対側も同様に。

Point

上体をゆっくりと左右にひねると、広範囲にわたって肩甲骨を押し伸ばすことができ、さらに効果的。

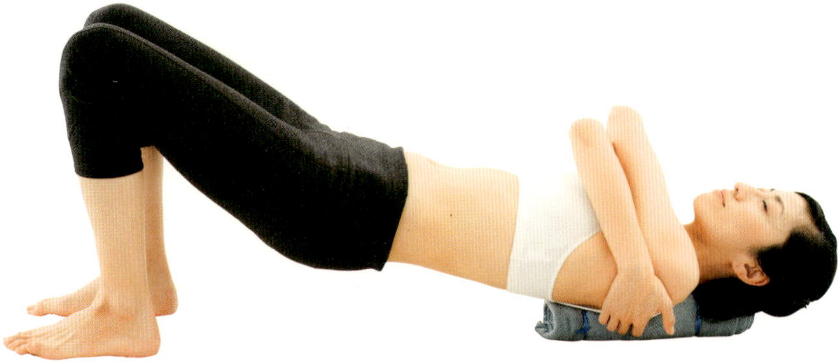

2 頭を支える肩甲挙筋の筋膜をほぐす

右手を上げて、肩甲骨の内側の角を指で圧迫する。さらに左手で頭を押さえて前に傾け、首の後ろをしっかり伸ばす。反対側も同様に。

10秒

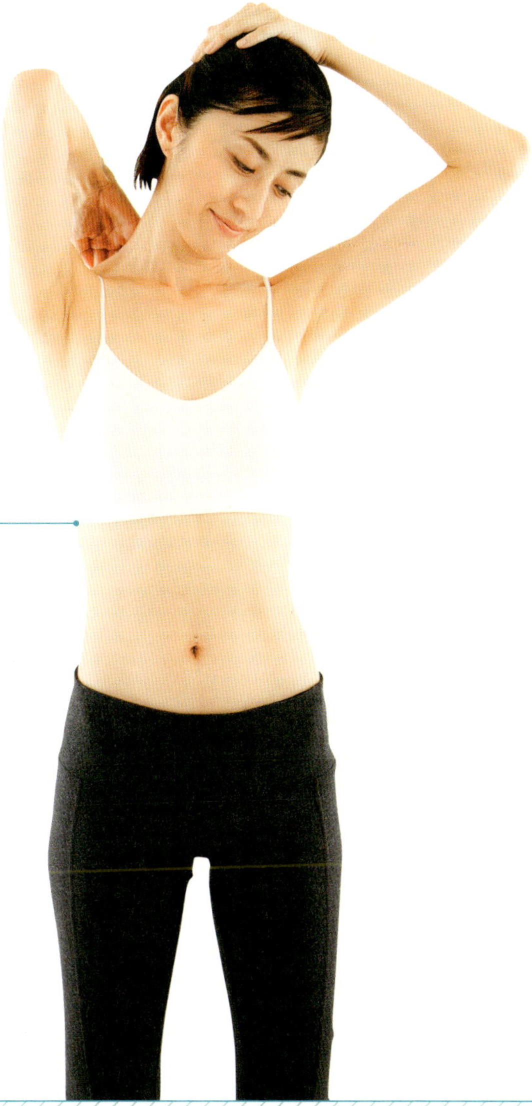

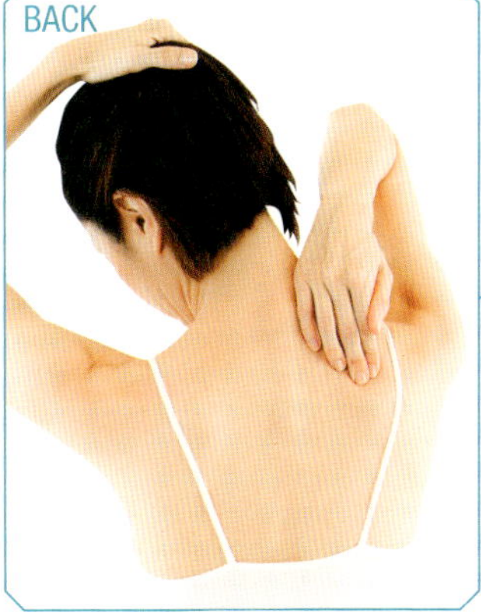

BACK

関連する筋膜ネット

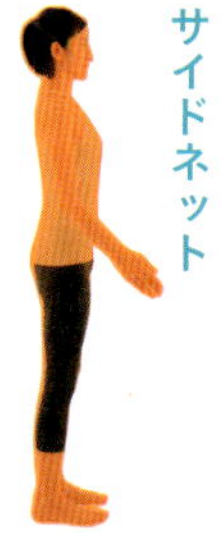

関連する筋肉

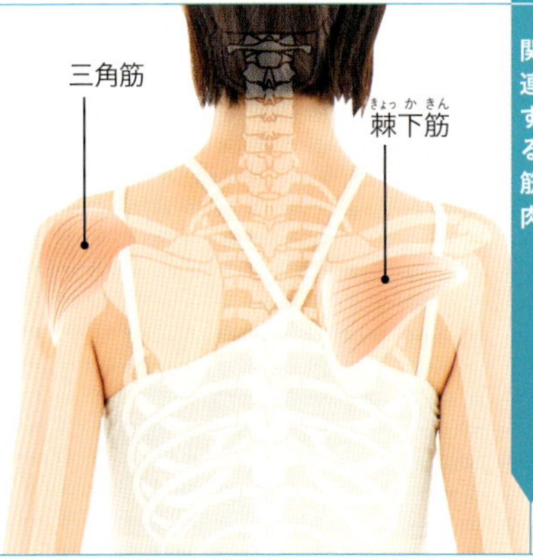

症状４

肩こり④

四十肩・五十肩（凍結肩）

四十肩、五十肩は、肩が氷のように固まって動かなくなることから「凍結肩」とも呼ばれ、なかなか解消できないと思われがちです。しかし、筋膜リリースで案外あっさり解消され、こまめにリリースすれば頻繁にぶり返すこともありません。ともかく、肩全体を大きくおおっている三角筋と、肩甲骨と上腕骨をつなぐ棘下筋の筋膜を押し伸ばしてみましょう。自分では圧迫しづらい部位なので、壁や床、道具を利用しましょう。

1 肩関節をおおう筋膜を押し伸ばす

壁の横に立ち、壁と二の腕の間にタオルポールを横向きにはさみ入れる。タオルポールによりかかるように体重をかけ、三角筋の筋膜を押し伸ばす。反対側も同様に。

屈伸しながら10秒

Point

三角筋は肩関節をすっぽりおおっています。からだの向きをやや斜めにしたり、脚を屈伸させたりして、三角筋をおおう筋膜全体をほぐしましょう。

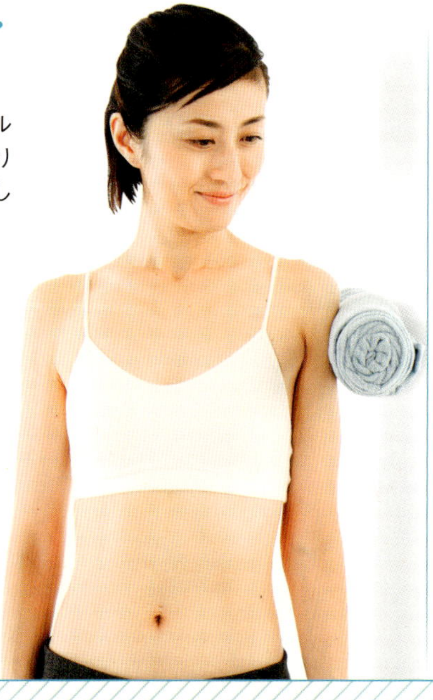

2 テニスボールで肩甲骨のトリガーポイントをリリース

壁を背にして立ち、左の肩甲骨の間にテニスボールをはさむ。壁によりかかるように体重をかけ、ひじを上げてゆっくり上下に振って、肩甲骨を押し伸ばす。反対側も同様に。

ひじを上げ下げしながら10秒

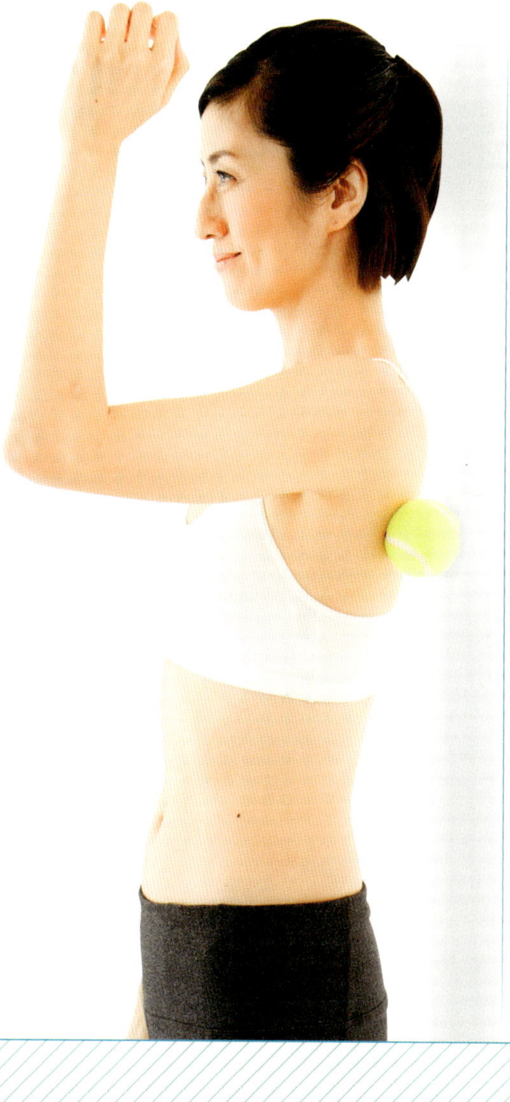

Point

ひじを上下に振りながら、筋膜が硬縮しているトリガーポイントを探しましょう。何も感じないようならポイントがずれているのかも。

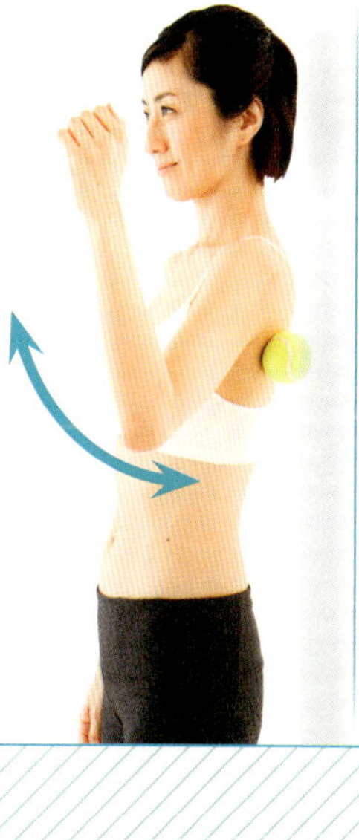

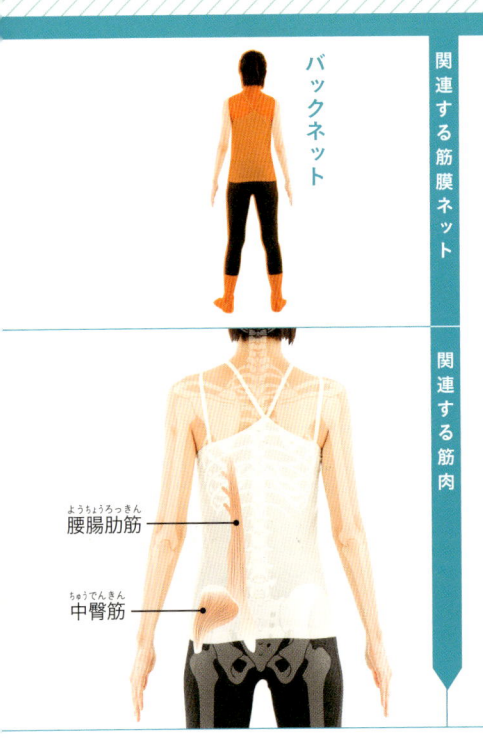

関連する筋膜ネット

関連する筋肉

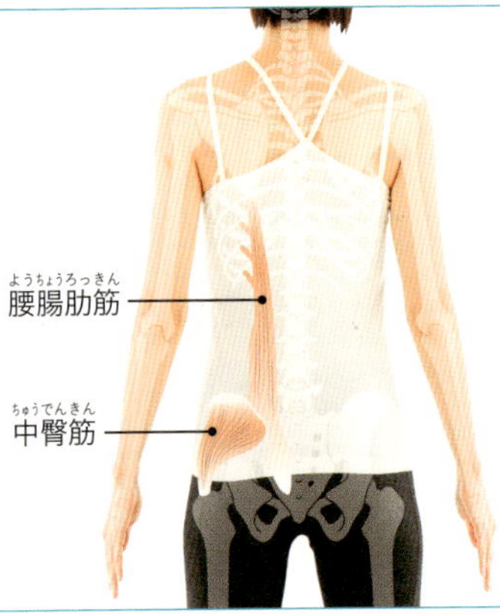

症状5

腰痛①

基本

腰痛にもさまざまなタイプがありますが、どんなタイプでも、この2つのリリース法をマスターしておけばある程度軽減できる、という基本のリリース法です。ターゲットは、腰腸肋筋と中臀筋。腰とお尻からアプローチすることで、刺激をゆっくり深層部に浸透させていくのがコツ。決して強く圧迫し過ぎないこと。心地よい刺激を感じるまで何度か繰り返してOKです。

1 脚をクロスさせ、左右の腰の筋膜をリリース

腰にタオルポールをあててあお向けになり、右脚をクロスさせる。左手を腕枕にして、左腰に体重をかけて押し伸ばす。

10秒

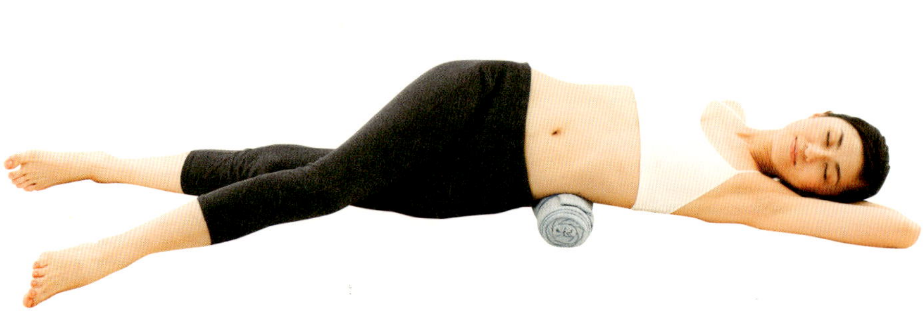

2 腰をひねってタオルポールに座り、お尻と腰を同時にリリース

左ひじをつき、右ひざを立てて、横向きに置いたタオルポールの上に座る。左足を右ひざの上にのせ、上半身を左に傾けるようにして、左の中臀筋を押し伸ばす。

10秒

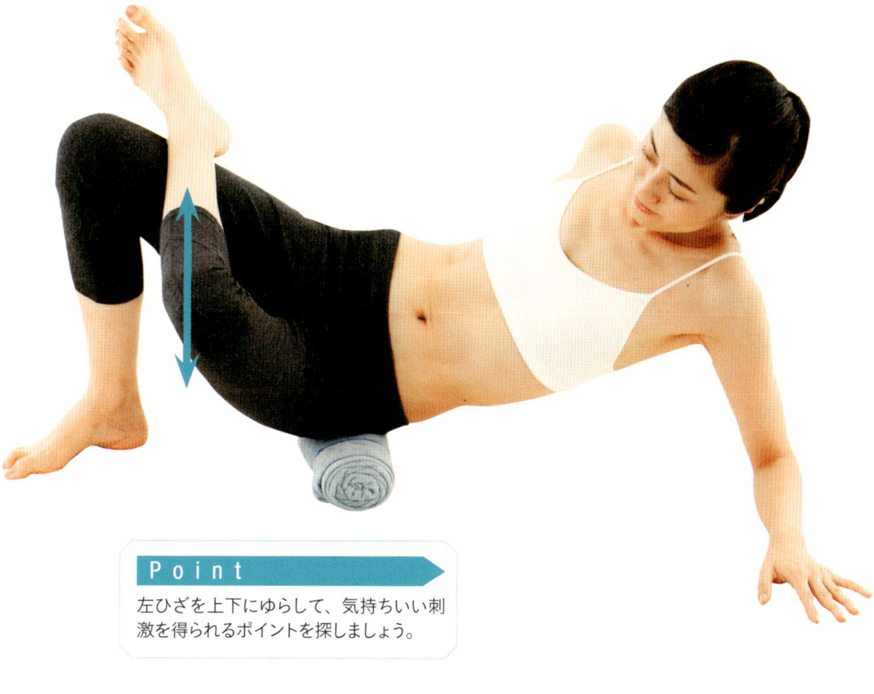

Point

左ひざを上下にゆらして、気持ちいい刺激を得られるポイントを探しましょう。

3 反対側も同様に

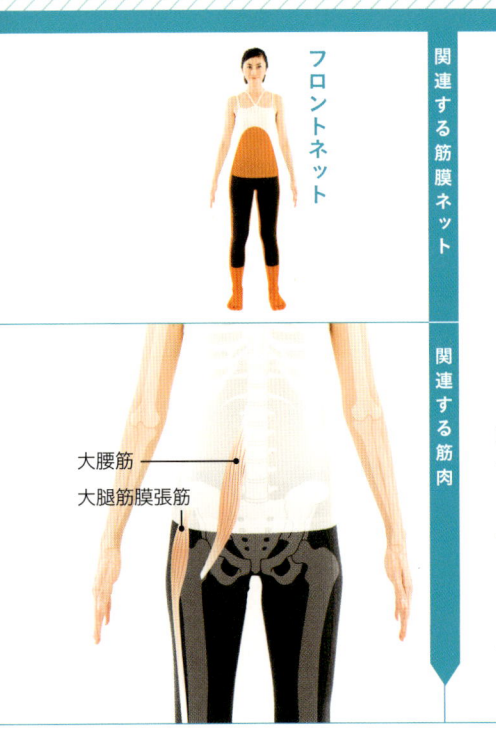

関連する筋膜ネット

関連する筋肉

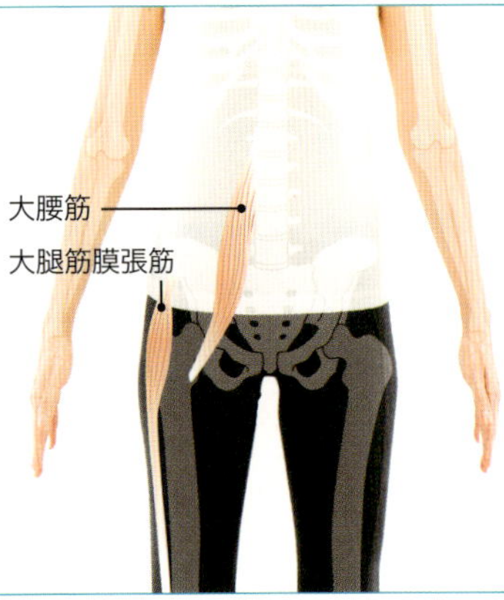

症状6

腰痛②

長時間座っていると痛くなる

座っている時間が長い人は、脚のつけ根の筋肉が縮み、股関節がつまりやすくなっていきます。そして、腰痛やひざ痛の原因に。

そこで、腰全体に縦長に伸びている大腰筋と、骨盤と太ももをつなぐ大腿筋膜張筋にアプローチしていきましょう。といっても、太もものつけ根を押し伸ばし、ちょっとからだを外側に傾けて、股関節を押し伸ばすだけ。慢性的な痛みを抱えている人は、入浴後に行なうと効果的です。

1 床に手をついて上半身を反らし、大腰筋を押し伸ばす

床に手をついてうつ伏せになり、タオルポールを右脚のつけ根にあてる。左ひざを曲げて、右大腰筋にしっかり体重をかけ、押し伸ばす。

10秒

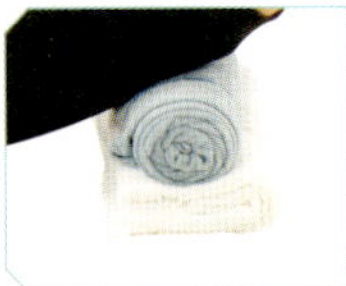

Point

効きにくい人は、タオルポールの下にタオルを置いて、高さをつけましょう。

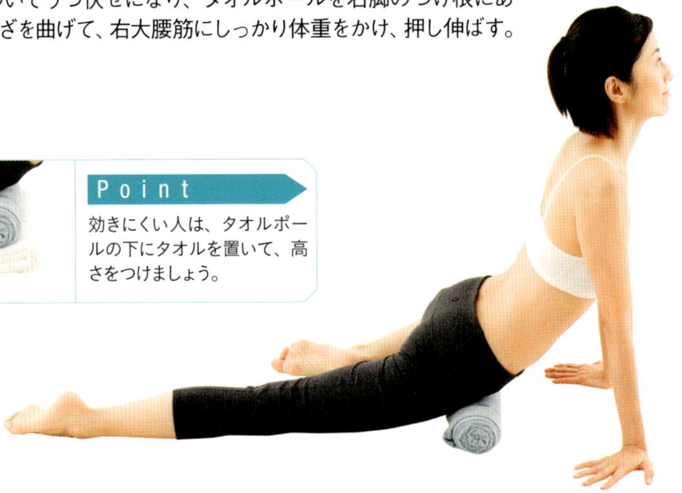

2 腰骨の外側を押し伸ばしてほぐす

床にひじをついてうつ伏せになり、右の腰骨の下にタオルポールを置く。左手のひじを伸ばして、右の腰骨を圧迫し、押し伸ばす。

10秒

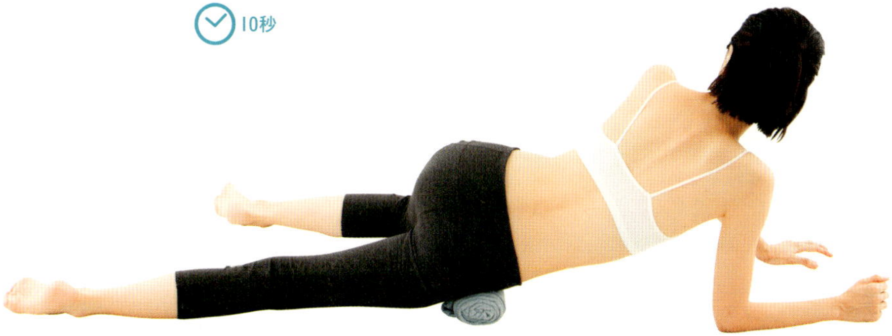

3 反対側も同様に

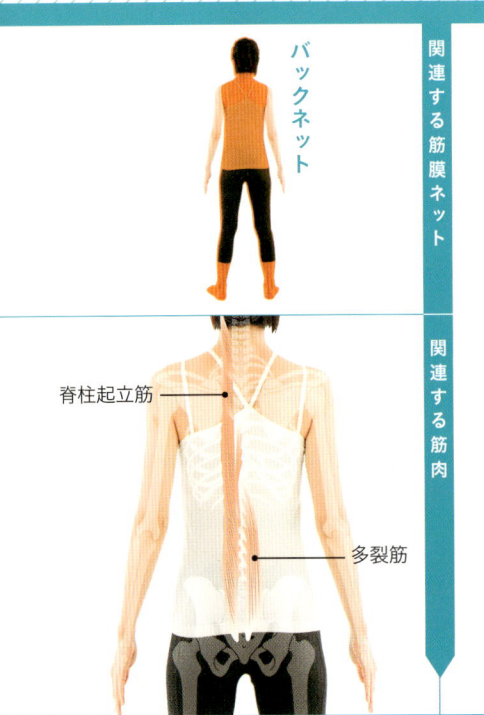

関連する筋膜ネット

関連する筋肉

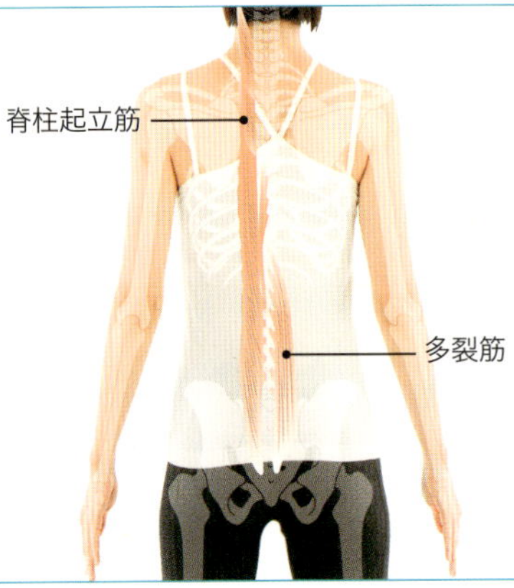

症状7

腰痛③

前かがみになると痛む

床に置いてあるものを持ち上げるとき、朝、顔を洗うときなど、ふとかがんだ瞬間に腰の後ろにイタタッと痛みを感じるとしたら、ぎっくり腰予備軍かも。放置して悪化すると危険です。

腰の後ろは背骨と腹筋だけで守られているので、腹筋が弱ってくると、背骨とそのまわりの筋肉にもろに負担がかかります。

脊柱起立筋群の下方や多裂筋など、腰の後ろ側をゆっくりリリースしましょう。

1 背骨のつけ根をテニスボールで押し伸ばす

壁を背にして立ち、お尻の割れ目の少し上のやや右にテニスボールをあてて壁に押しつける。ひざを屈伸させ、ボールがあたる位置を上下させながら押し伸ばす。反対側も同様に。

10秒×数カ所

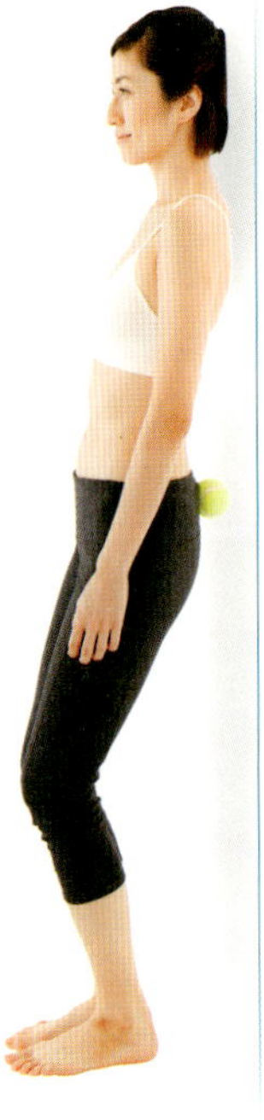

2 タオルポールを腰にあて腰を左右にゆらす

床にあお向けになり、腰骨の少し上あたりに横向きにタオルポールをはさみ入れる。腰を左右にゆっくりとゆらしながら、腰全体を押し伸ばす。

腰をゆっくり左右にゆらしながら10秒

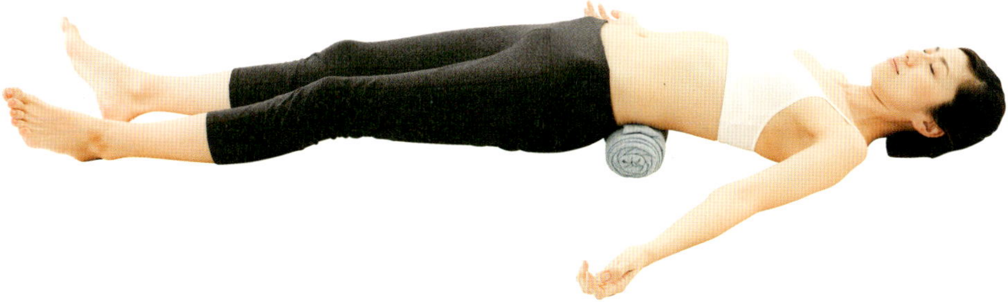

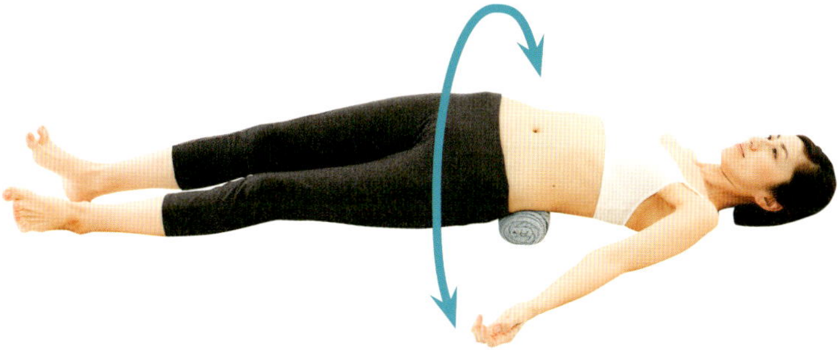

Point

痛みの度合いに合わせて無理をしないように、腰を左右にゆらしましょう。

症状 8

お尻・太ももの痛み

関連する筋膜ネット

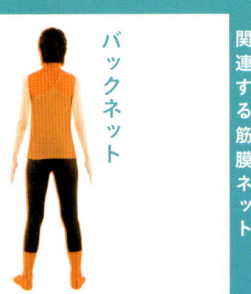

関連する筋肉

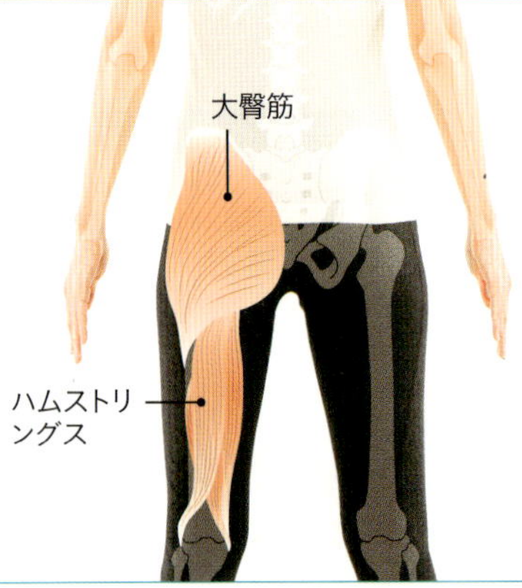

骨盤が前傾あるいは後傾していると、骨盤を支えてバランスをとろうとしてお尻や太ももの裏側が緊張し、そのまわりをおおう筋膜が縮んでトリガーポイントが発生することがあります。骨盤を大きく包んでいる大臀筋や、骨盤から太ももに向かって下に伸びているハムストリングスをリリースしましょう。

タオルポールを横にして、できるだけ広い範囲をリリースするようにしましょう。

1 お尻をタオルポールでリリース

お尻の下にタオルポールを置き、床にひじをついて横になる。
ひじをつき、からだを斜めに傾けて左の大臀筋をリリース。

10秒

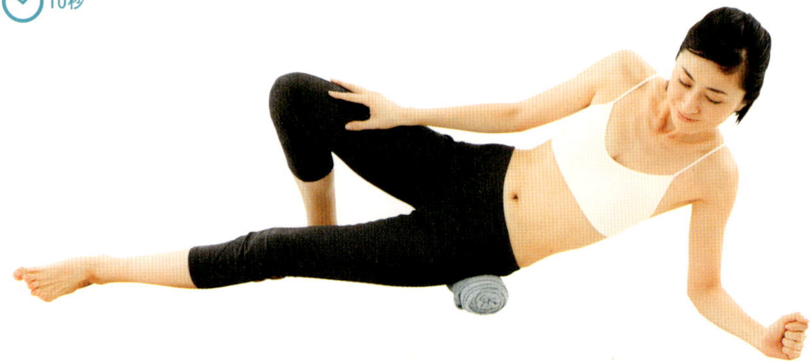

2 足先を左右にゆらし、太ももの裏側をリリース

床に左脚を伸ばして座り、左太ももの裏側の一番上あたりにタオルポールをはさみ入れる。手をつき、右ひざを曲げてタオルポールに体重をかけたら、足先をゆっくり左右にゆらしながらひざに向かって3ヵ所くらいをリリース。

10秒

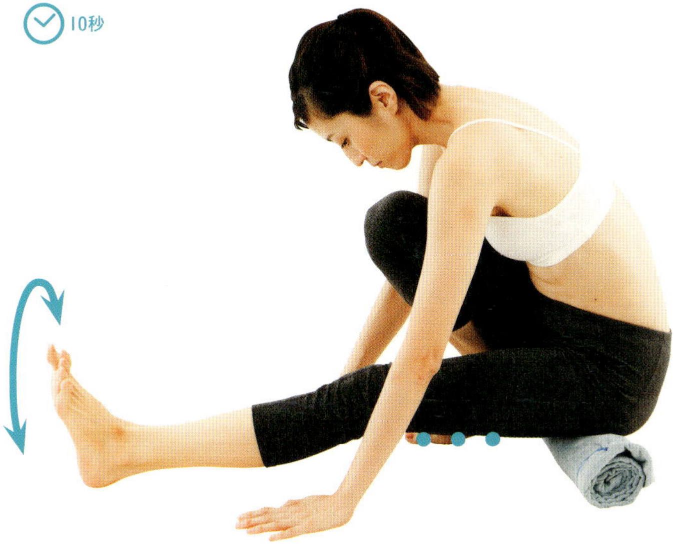

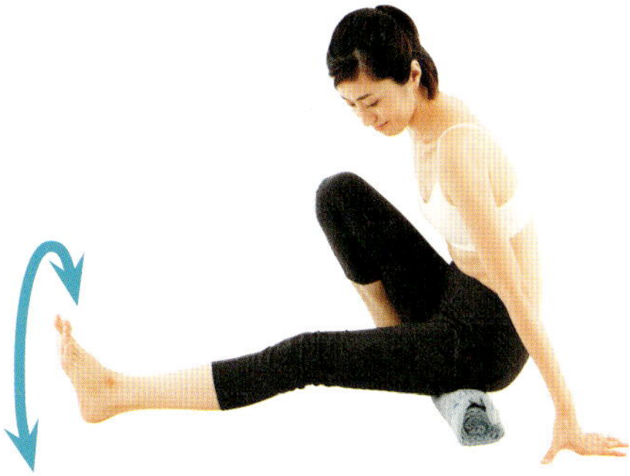

Point

からだが硬い人は、手を後ろについて行ないましょう。

3 反対側も同様に

症状9

頭痛①

眼精疲労（長時間のPC作業）

関連する筋膜ネット

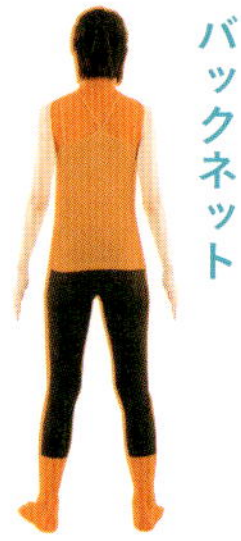

関連する筋肉

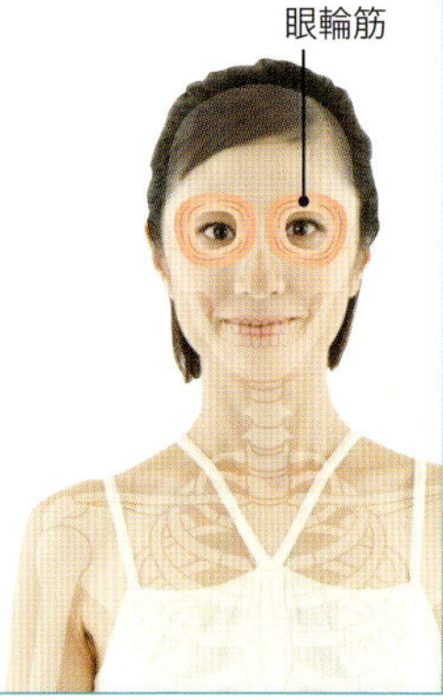

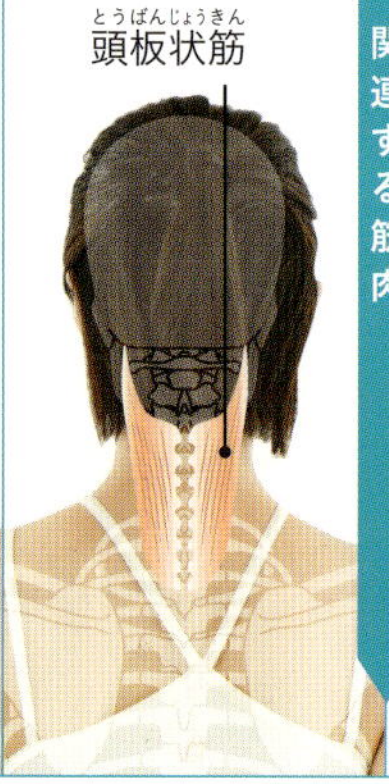

長時間のパソコン作業は、重い頭を支える筋肉＝頭板状筋にとっても重労働。後頭部が締め付けられるような、頭がズーンと重くなるような鈍痛が発生する場合があります。

また、パソコン作業中は目を大きく見開いて画面を凝視するため眼輪筋が過緊張しがち。まばたきも減少して目の表面が乾き、視力低下も招きます。仕事の効率を落とさないためにも、作業の合間に休息をとり、筋膜リリースしましょう。

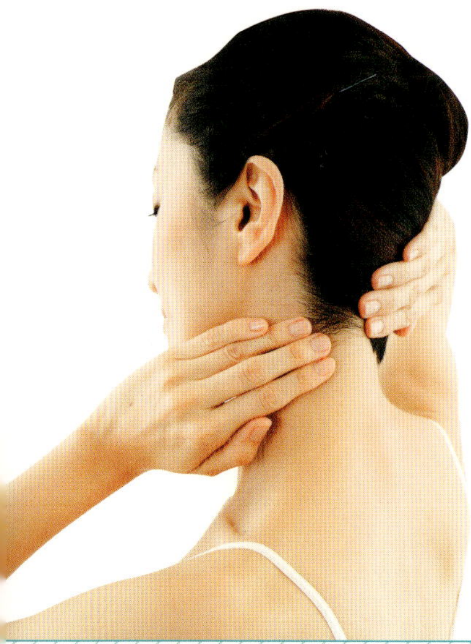

1 頭を支える筋肉＝頭板状筋を指で押しほぐす

首の後ろの、髪の生え際にある首筋の凹みに手をあて、のどのほうに向かって押す。反対側も同様に。

10秒

Point

指が食い込むほど強く押さないこと。「もの足りない」と思う程度に。

2 テーブルにひじをつき、親指の腹で眼輪筋を押しほぐす

テーブルかデスクの前にこしかけ、親指の腹を目の目頭の凹みにあてる。ひじをついて頭の重みで圧迫する。

10秒

Point

あまり強く押し過ぎないこと。あくまでも、固まった筋膜をほぐす程度に。

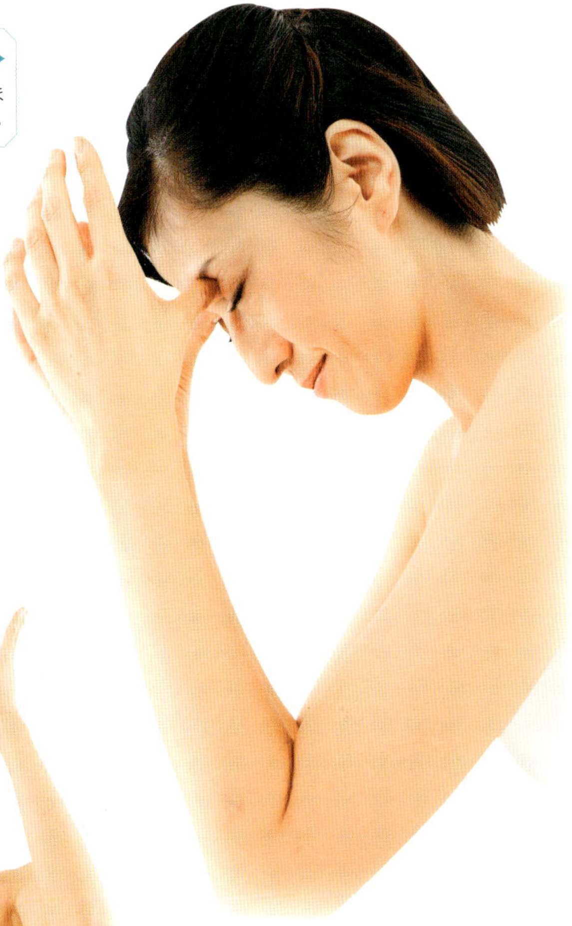

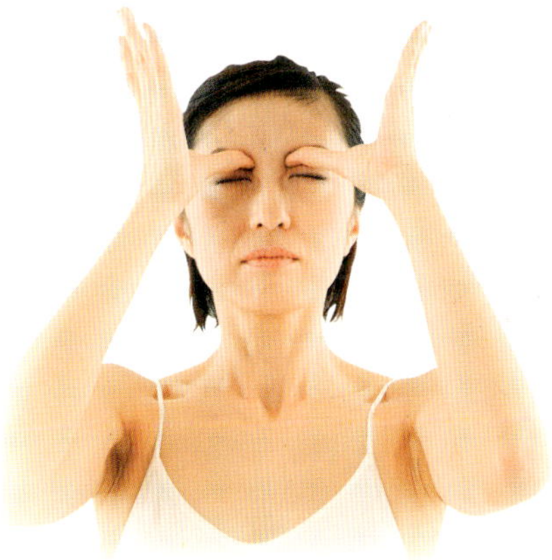

症状10

頭痛②

首がズキズキ

頭痛と首痛はセットになっていて、根源となる部分を判別するのは困難です。しかし、明らかに首が締め付けられているような、首が脈打つようなズキズキした痛みを感じるときは、姿勢の悪さが要因だと考えられます。首背面には、頭半棘筋と頭・頸最長筋が重なり合うようにして存在します。リリース中に首の中心部に響くような痛みを感じたら、両方が正しくリリースできている証しです。

関連する筋膜ネット

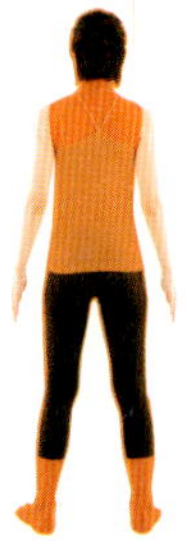

関連する筋肉

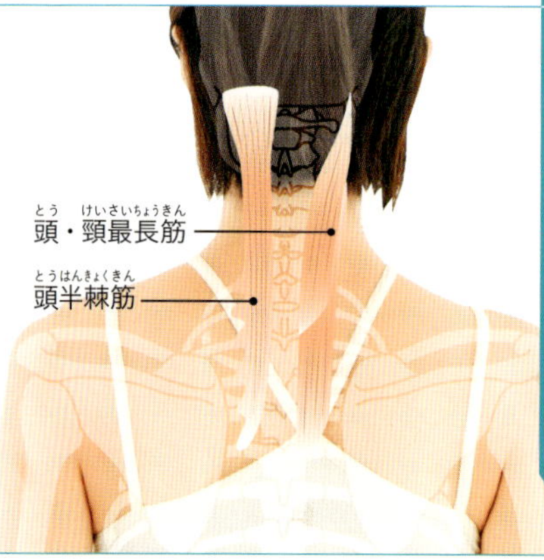

1 後頭部の凹みを指でリリース

姿勢を正し、やや下を向いて、首の後ろと頭の境目にある、頭蓋骨の凹みに左右の手の指をあてて、のどのほうへ向かって押す。

10秒

Point

上半身を前に倒さず、首だけを前に倒して行ないましょう。

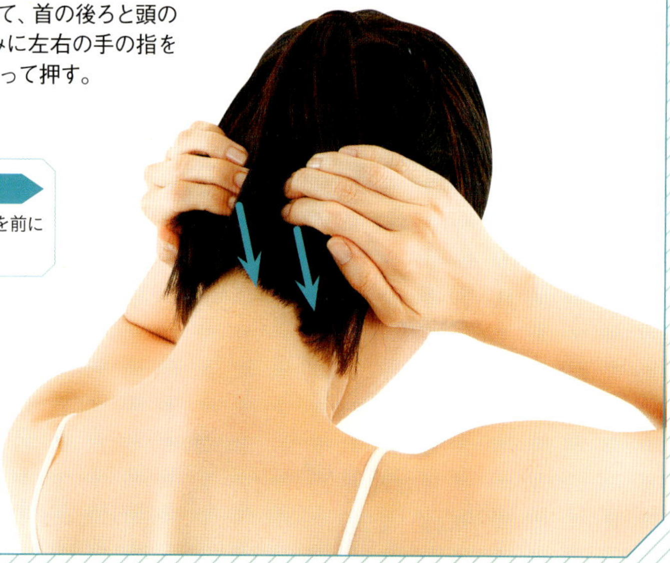

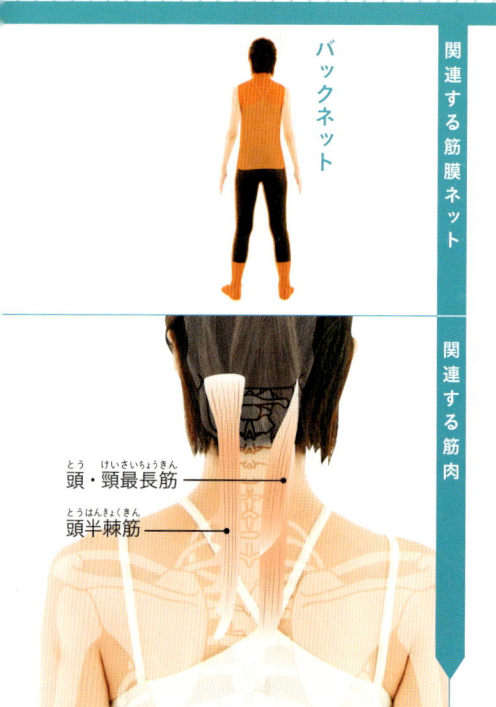

2 全身の力を抜き、首の後ろをリリース

あお向けになり、首の下にタオルポールを置く。そのまま首を左右にゆっくりふる。

首をゆっくり左右にふりながら10秒

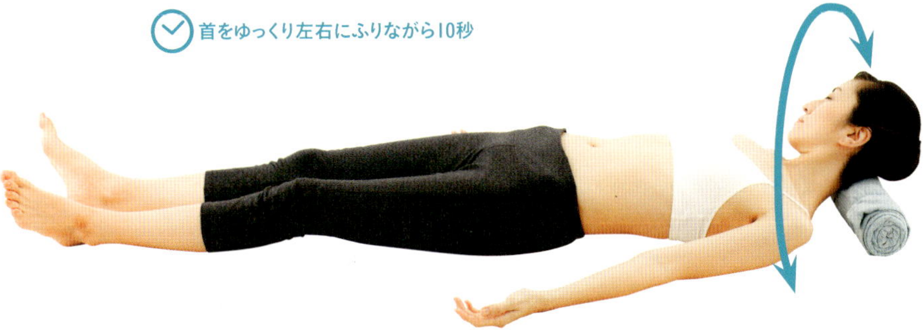

Point

肩の力を抜き、頭の重みだけで首の後ろに圧をかけましょう。首に力を入れてタオルポールに押しあてると、頭・頸最長筋やそのまわりの筋肉・筋膜が緊張してしまい、効果を得られません。

関連する筋膜ネット

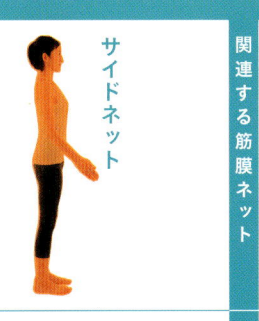

関連する筋肉

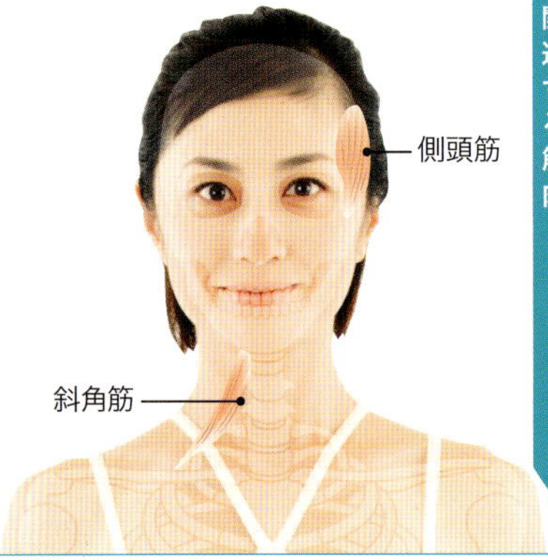

症状11

頭痛③

こめかみがズキズキ

こめかみがズキズキするときは、首筋の斜角筋とこめかみの側頭筋の両方をリリースすれば、軽減できるはずです。

側頭部は皮膚と皮下組織を合わせてもせいぜい2ミリ程度の薄さなので、押さえる力はほかの部分よりも軽めで十分。力を入れ過ぎないように注意しましょう。

顎関節症で頭痛がある人にもおすすめです。

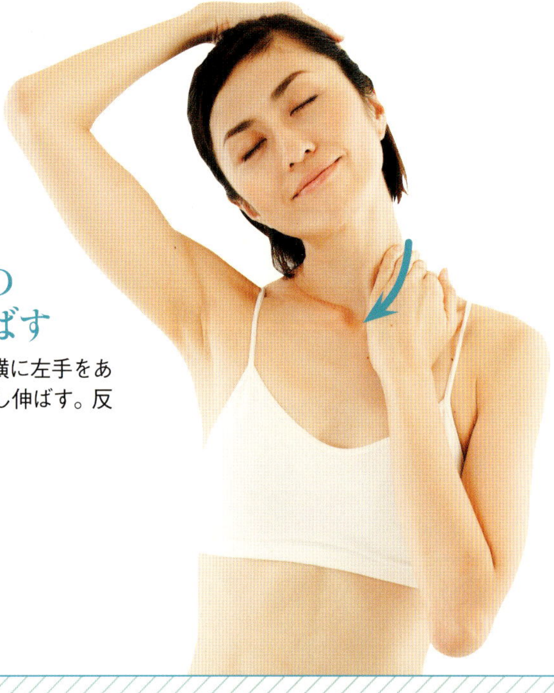

1 固まった首筋の筋膜を押し伸ばす

右手で頭を右横に倒す。首の真横に左手をあて、そのまま斜め前に向かって押し伸ばす。反対側も同様に行なう。

10秒

2 ひじをつき こめかみ〜前頭部をリリース

テーブルか机の前にこしかける。指を1〜2センチずつ開き、親指をこめかみに、ほかの指を前頭部にあて、ひじをついて頭の重みで圧迫する。

10秒

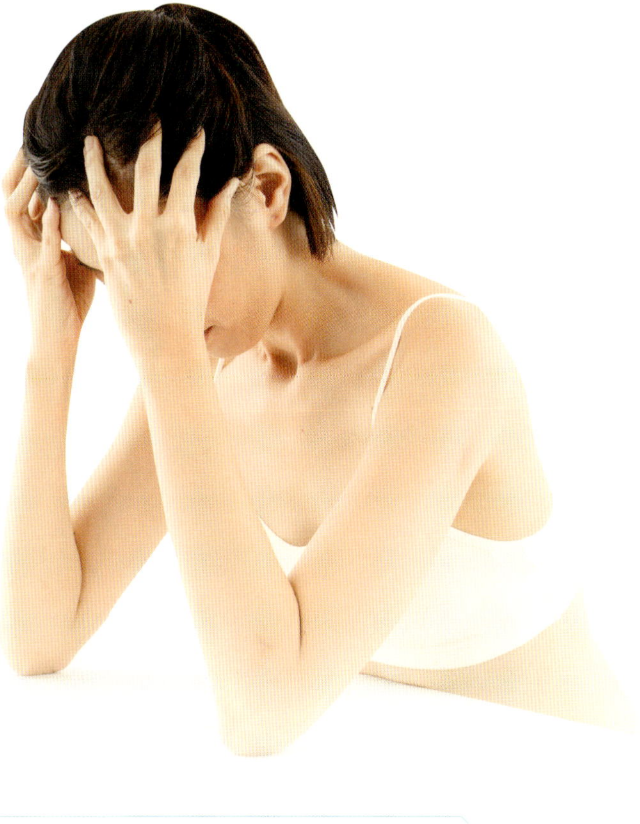

Point

痛みがあると、ついグリグリと力を入れてもみたくなりますが、決してもまないこと。あくまでも、筋膜を押すだけにしましょう。

関連する筋膜ネット

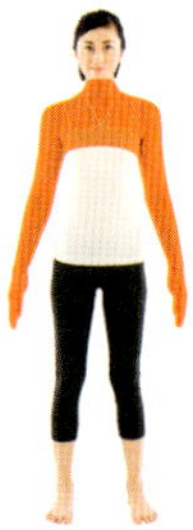

関連する筋肉

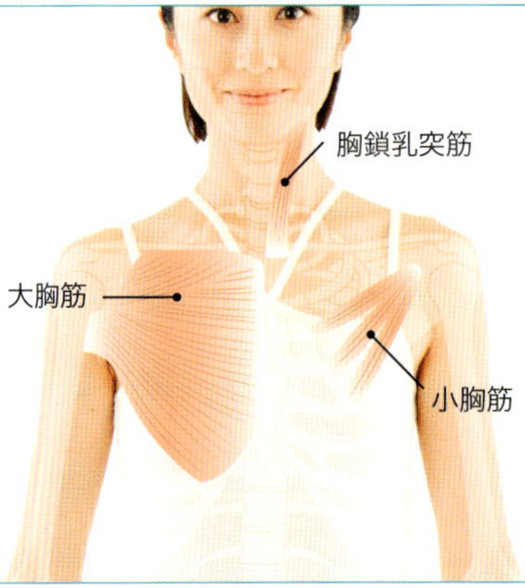

症状12

胸のこり

胸には腕・首・背中の動きにかかわる筋肉が交叉しています。そのため、首からも腕からも筋肉の緊張や筋膜の硬縮が伝わり、いつの間にか硬縮が進んでトリガーポイントが集中しやすい部分といえるでしょう。また、骨盤が前後に傾いている場合も、胸の筋膜に影響が出ることがあります。

胸部の筋膜が硬縮すると、顔のむくみを招くこともあります。こりや痛みがある人はもちろん、美容が気になる人も、定期的にリリースしましょう。

1 あごを上げ、胸鎖乳突筋をリリース

あごを上げて首を右に倒し、左耳の下、頭蓋骨のふちのあたりに親指以外の4本の指をあてる。首を圧迫し、そのまま首の前面に向かって斜め下に押し伸ばす。

10秒

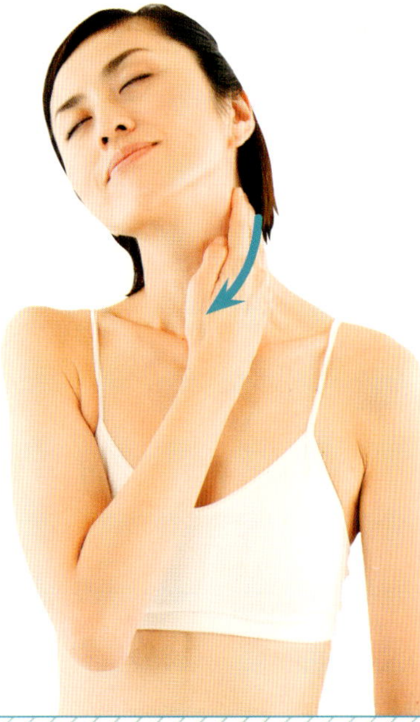

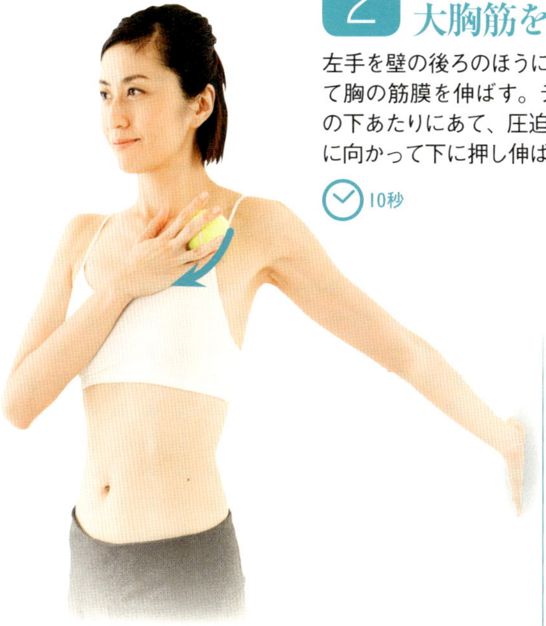

2 壁に手をつき大胸筋をリリース

左手を壁の後ろのほうにつき、からだを右に向けて胸の筋膜を伸ばす。テニスボールを左の鎖骨の下あたりにあて、圧迫しながらからだの中心部に向かって下に押し伸ばす。

10秒

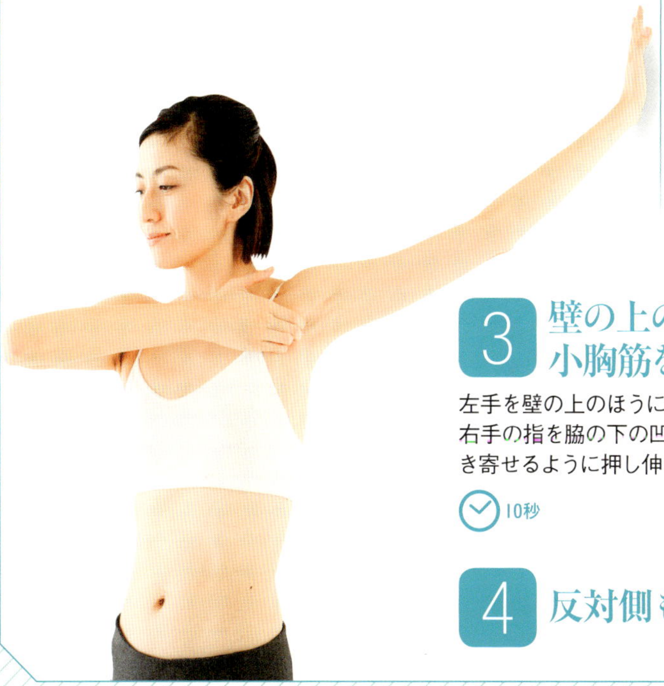

3 壁の上のほうに手をつき小胸筋をリリース

左手を壁の上のほうにつき、からだを右に向けて右手の指を脇の下の凹みに入れ、手前にぐっと引き寄せるように押し伸ばす。

10秒

4 反対側も同様に

関連する筋膜ネット

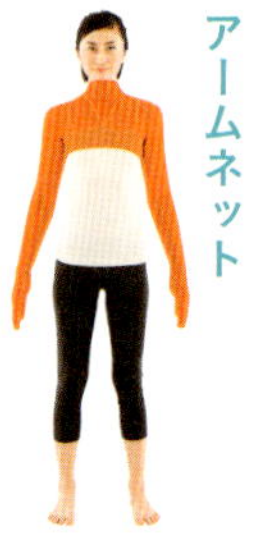

関連する筋肉

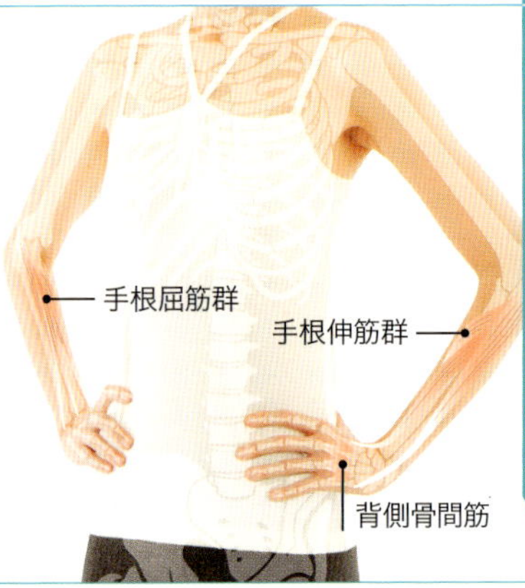

症状13

手首の痛み

重い鞄を持ち歩いている人、手先を使う細かい作業をする人、楽器を演奏する人、長時間パソコンのキーボードを叩いている人などは、手首付近の筋膜がねじれ、硬縮しやすくなります。

5本指を曲げたり伸ばしたりしてみて、なんとなくだるい、違和感があると思う場合は、できるだけ早くリリースしましょう。指の動きがなめらかになり、職人や演奏家の場合はパフォーマンス能力の向上につながります。

1 手の甲の指の間をリリース

左手を机につき、指を大きく開く。手の甲の骨と骨の間に右手の指の腹を押しあててリリース。

10秒

Point

爪を立てないよう注意しましょう。爪が長い人は、手を握ってじゃんけんの“グー”の形をつくり、第二関節を押しあてましょう。

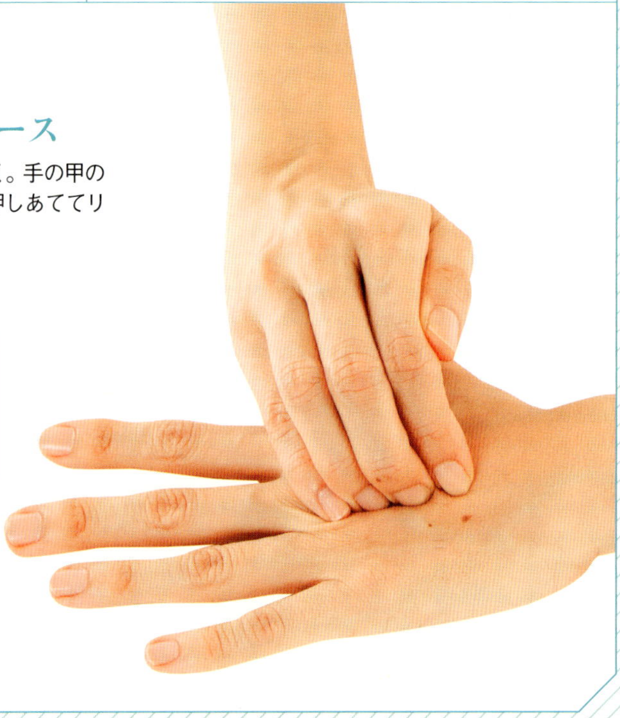

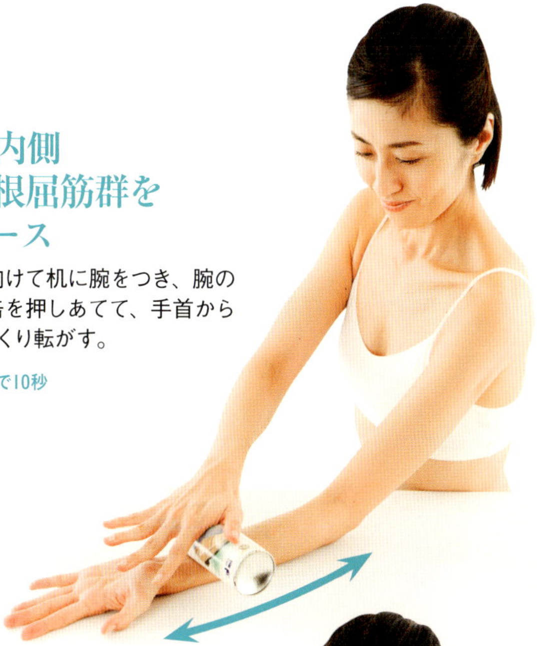

2 腕の内側＝手根屈筋群をリリース

左手の平を上に向けて机に腕をつき、腕の内側にスプレー缶を押しあてて、手首からひじにかけてゆっくり転がす。

手首からひじまで10秒

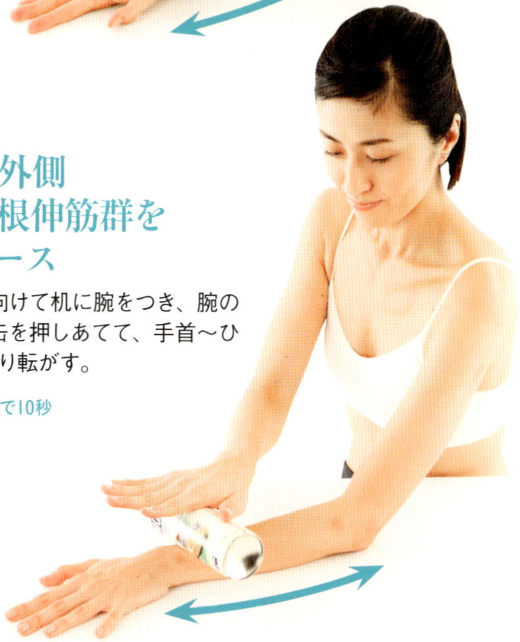

3 腕の外側＝手根伸筋群をリリース

左手の平を下に向けて机に腕をつき、腕の外側にスプレー缶を押しあてて、手首〜ひじにかけてゆっくり転がす。

手首からひじまで10秒

4 反対側も同様に

関連する筋膜ネット

関連する筋肉

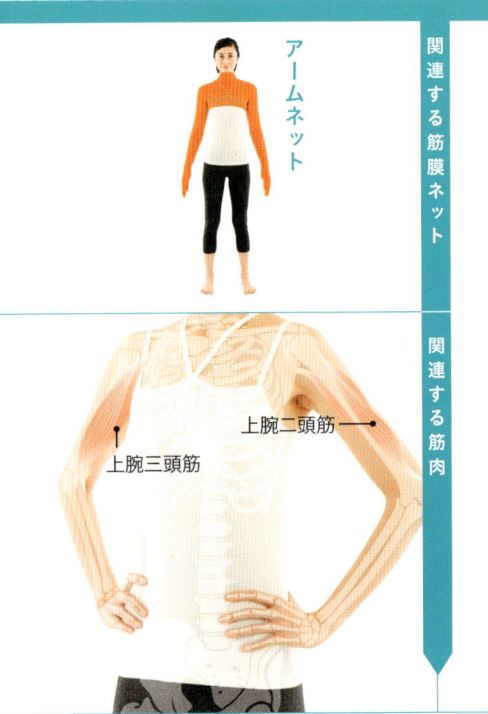

症状14

二の腕の痛み

二の腕の筋肉は、非常にパワフルで丈夫です。それだけに「火事場の馬鹿力」といわれるような、自分の限界を超えた負荷をかけて酷使しがちです。重労働にたずさわる人、か細い腕で10kg以上の子供を抱き上げているお母さんたちは、ひどい痛みに発展しないよう、軽い痛みのうちにリリースするよう心がけましょう。手や腕にしびれがある人にもおすすめです。

1 二の腕の外側＝上腕三頭筋をリリース

手の平を下に向け、腕を机の上に伸ばす。二の腕の下にスプレー缶を入れて脇の下からひじにかけて転がす。反対側も同様に。

二の腕の外側全体で10秒

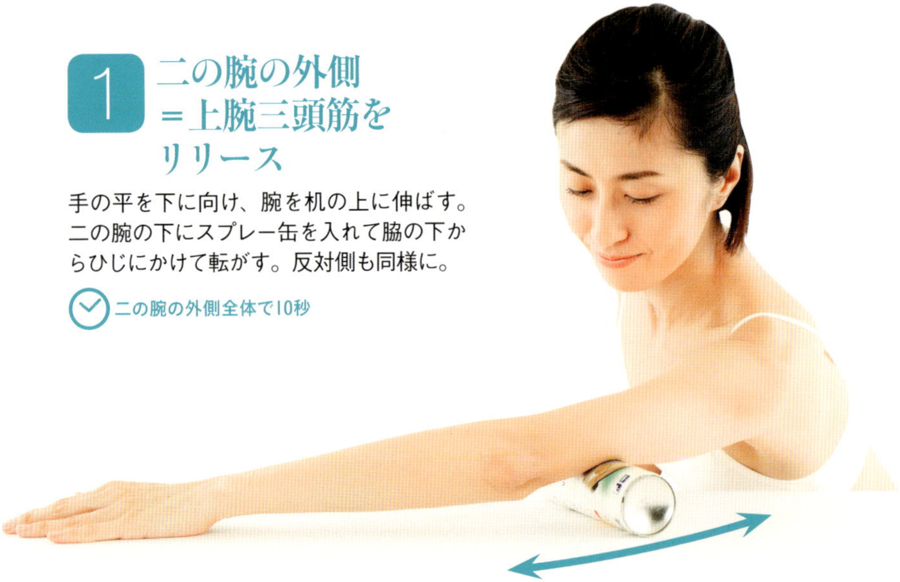

2 二の腕の内側 ＝上腕二頭筋をリリース

手の平を上に向けて机の上に腕をつき、もう一方の手で二の腕の内側にスプレー缶をあててゆっくり転がす。反対側も同様に。

二の腕の内側全体で10秒

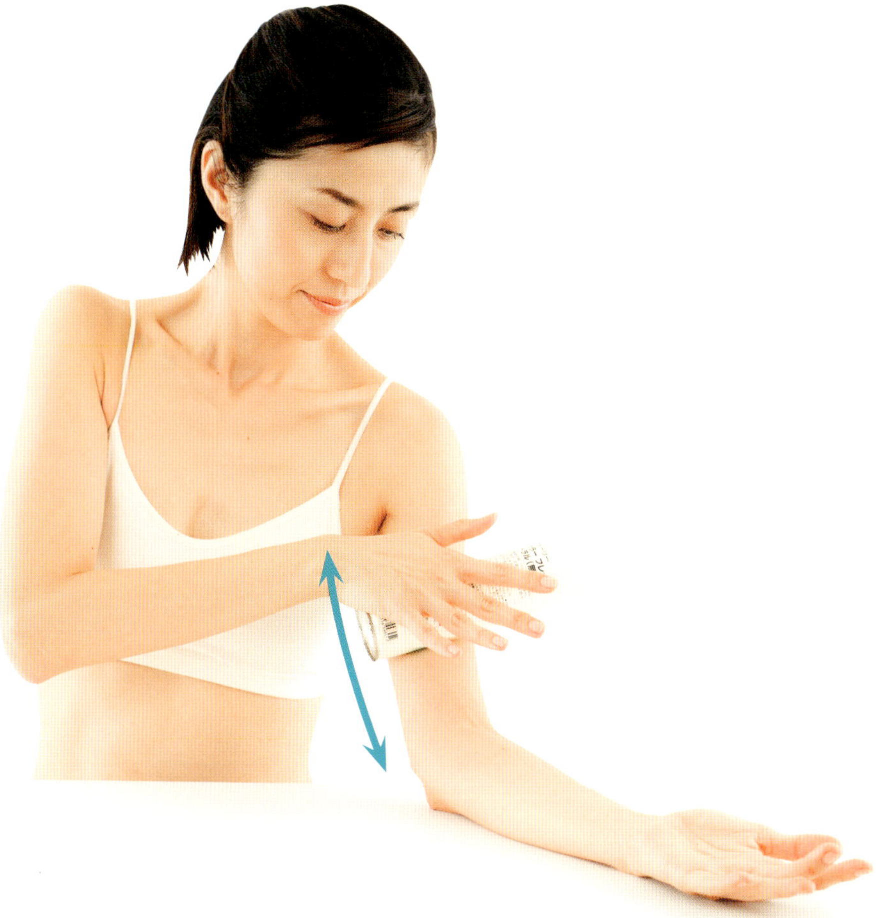

症状15

股関節痛

上半身と下半身をつないで歩行を担っている股関節は、軽快に歩ける健康なからだを維持するために、とても重要な部位です。しかし、加齢とともに軟骨がすり減ったり、骨が変形したりとトラブルを抱えやすい部位でもあります。姿勢の悪い人、運動不足で腰まわりの筋肉が弱い人、ハイヒールを常用している人は、その時期を早めてしまわないようにするためにも、股関節まわりの筋膜をしっかりリリースしましょう。

関連する筋膜ネット

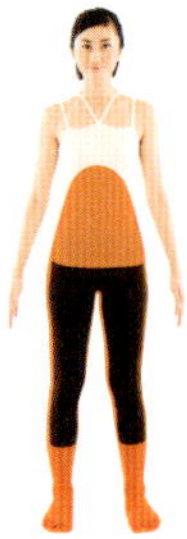

フロントネット

関連する筋肉

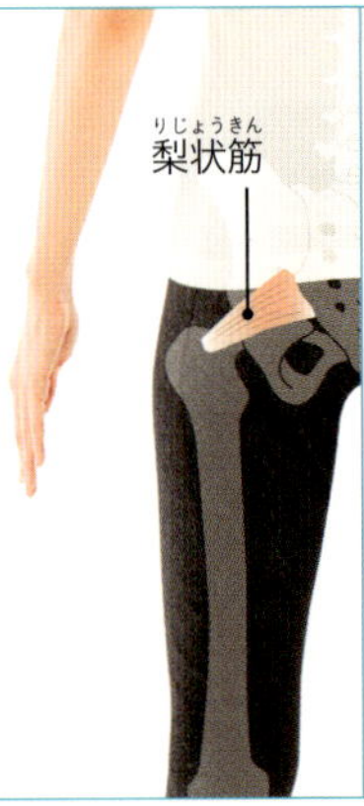

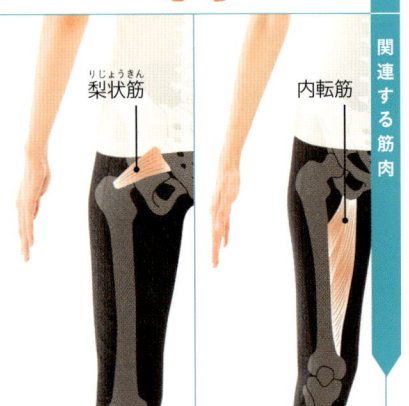

1 お尻の中央を押し伸ばす

床にあお向けになり、左のお尻の中央の座骨にあたるようにタオルポールを縦に差し入れる。左ひざを曲げ、ひざを床に押し当てるようにして、梨状筋を圧迫する。反対側も同様に。

10秒

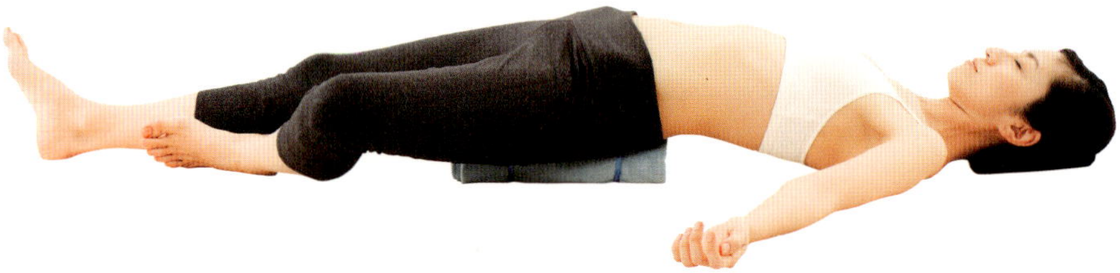

2 太ももの内側を押し伸ばす

床にひじをついてうつ伏せになり、右ひざを曲げて、右脚のつけ根にタオルポールを差し入れる。タオルポールの位置をずらしながらひざに向かって３カ所を押し伸ばす。反対側も同様に。

10秒

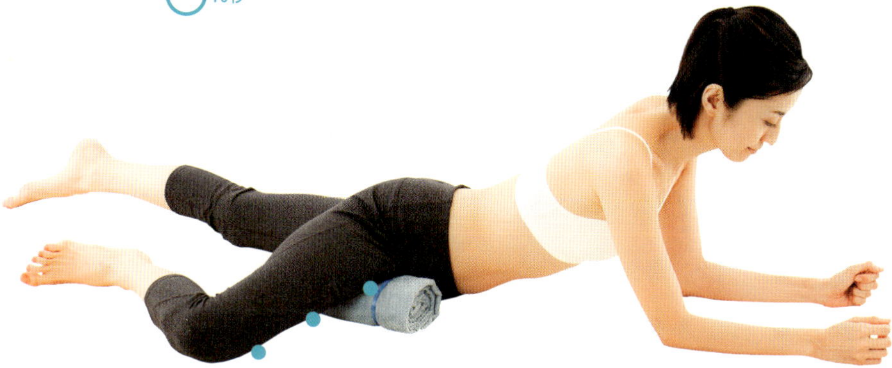

Point

あまり効かないと思ったら、タオルポールの下にタオルや雑誌を置いて高さをプラスしましょう。

関連する筋膜ネット

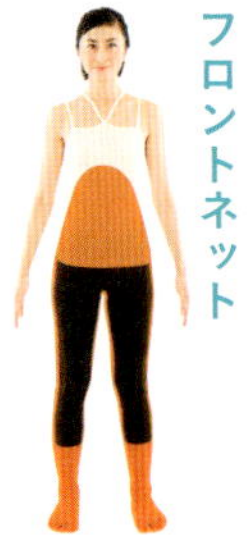

関連する筋肉

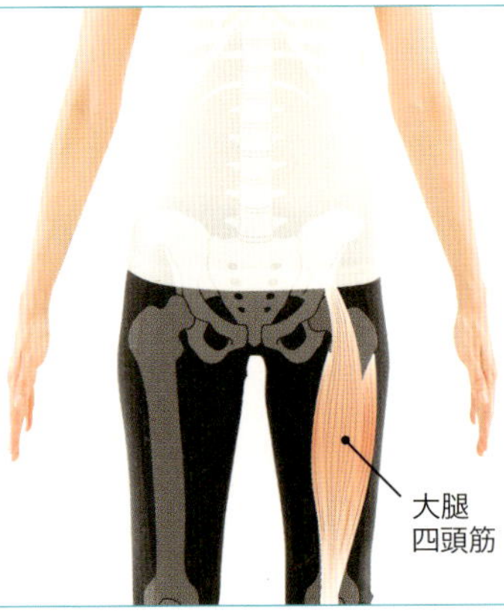

症状16

ひざ痛①

ひざ全体の痛み

ひざの痛みを抱える人の多くは、太ももの前面にある大腿四頭筋の筋膜に、異常な硬縮・癒着がみられます。

大腿四頭筋は、大腿直筋、内側広筋、中間広筋、外側広筋の4つの筋肉で構成され、協力し合ってひざを支え、ひざ関節のスムーズな動きをつくり出しています。より効率よくリリースできるよう、4つの筋肉がどのように走っているのかだけでも知っておきましょう。

1 太ももの前面にスプレー缶を転がす

椅子に座り、右脚のひざの上から太もものつけ根にかけて、スプレー缶をゆっくり転がす。

太ももの前面全体で10秒

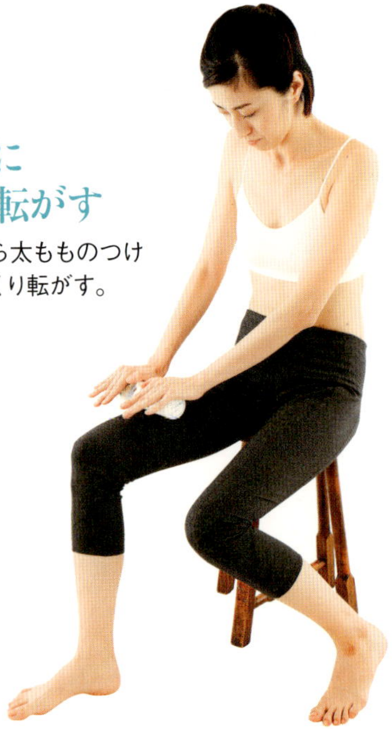

2 太ももの内側に スプレー缶を転がす

右脚のひざの内側から太ももの内側にかけて、
スプレー缶をゆっくり転がす。

太ももの内側全体で10秒

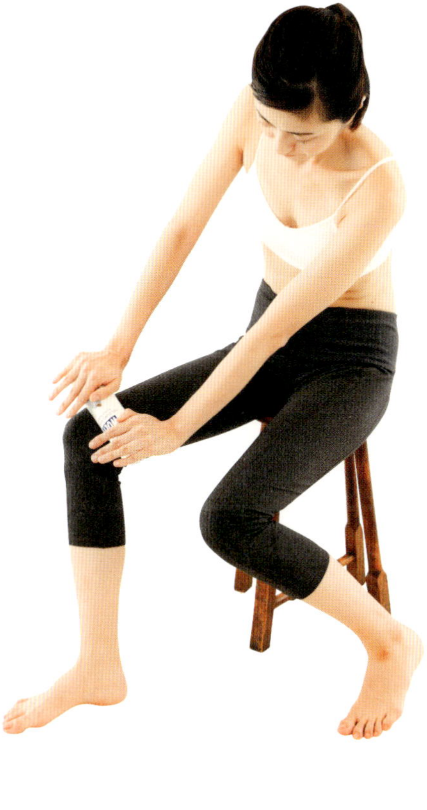

3 反対側も同様に

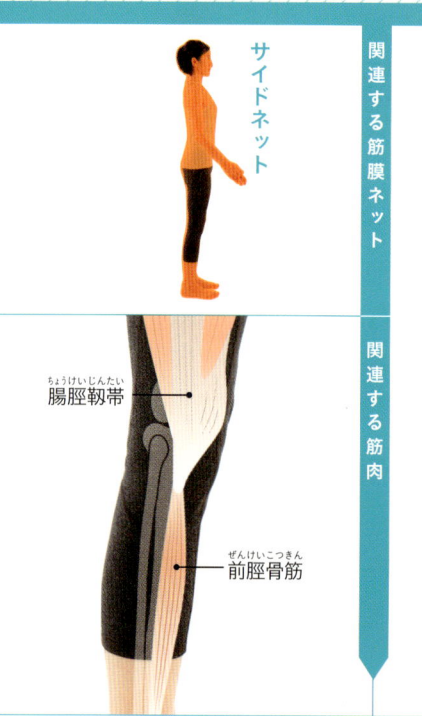

関連する筋膜ネット

関連する筋肉

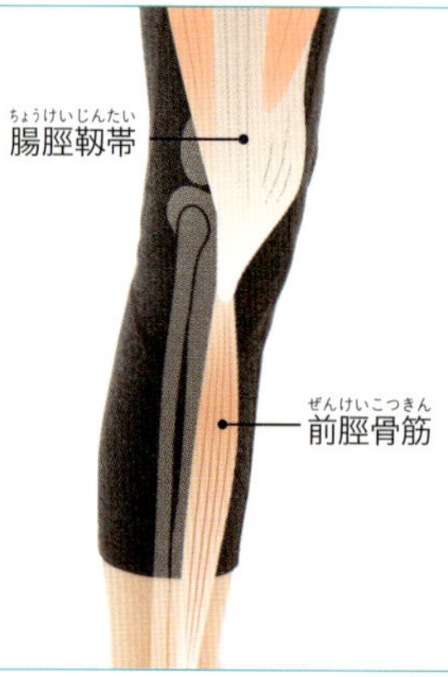

症状17

ひざ痛②

ひざ側面の痛み

プロのアスリートのように、ハードかつ継続的にひざを酷使する人、お尻の筋肉の弱い人は、ひざの屈伸運動を繰り返すことによってひざの外側にある靭帯に大きなストレスがかかり、炎症や痛みが発生することがあります。これは、ランナーズニーとも呼ばれ、最近は趣味としてウォーキングやジョギングを楽しんでいる人にも見られます。ひざを局所的にリリースするのではなく、脚の外側全体をリリースしましょう。

1 太ももの外側をリリース

床に左ひじをついて横になり、右ひざを曲げて、左太もものつけ根の外側にタオルポールを横に差し入れる。腰を浮かして負荷をかけ、太ももの外側を押し伸ばす。

太ももの外側全体で10秒

Point

タオルポールの位置を少しずつずらし、太もも外側全体をリリースしましょう。

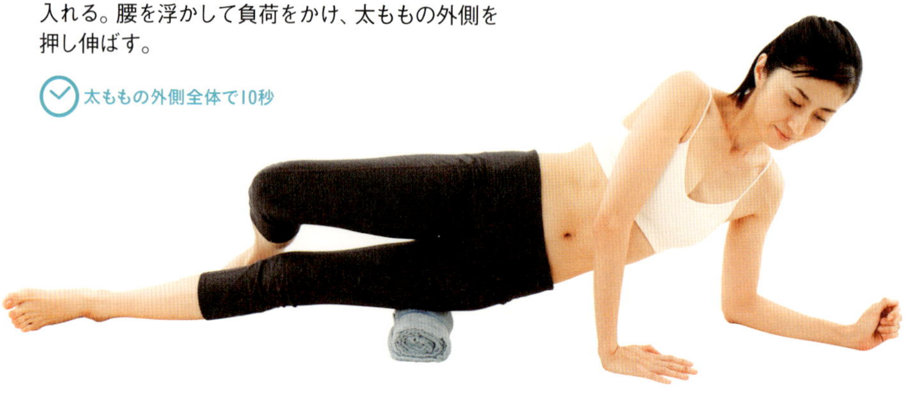

2 すねの外側をリリース

タオルポールをすねの外側に移動して腰を浮かせ、すねの外側全体をリリースする。

すねの外側全体で10秒

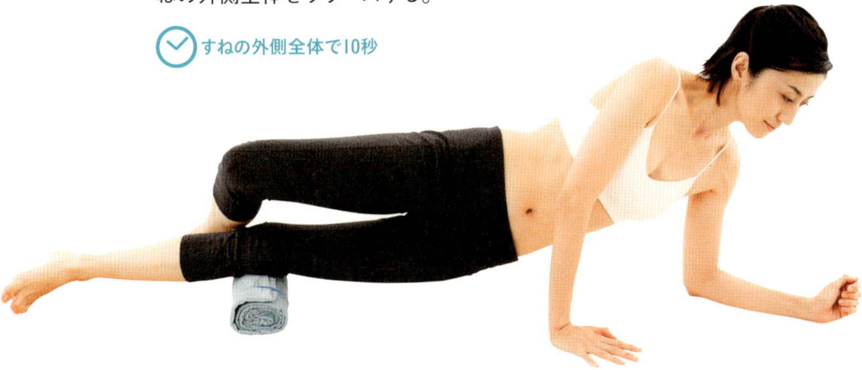

3 反対側も同様に

Column

椅子に座るときは、
お尻で座らず、坐骨で座ろう！

立っているときは、背骨や腰、膝関節や足関節などに分散して体重を支えていますが、椅子に座っているときは、背中と腰に負担が集中します。そのため、背もたれに寄りかかったり、背中をまるめたりすると、背中や腹筋はラクになりますが、体重が腰だけに集中し、骨盤のゆがみや腰痛の原因になっていきます。

からだにとって一番自然でラクなのは、背中を伸ばし、お尻ではなく坐骨を座面にあてて座ることでしょう。

お尻をぺたっと座面につけて座ると、お尻の広い面積に全体重がかかって圧迫されるので、その部分の筋膜が縮みやすくなります。しかし、坐骨を座面につけて座れば、負担が軽減されて圧迫される面積が減り、筋膜の縮みも最小限ですみます。

また、坐骨で座れば自然に背骨が伸びるので、悪い姿勢による背骨や骨盤のゆがみも最小限ですむというわけです。

坐骨はお尻の下の骨が尖っている部分で、触るとポコッとした感触があります。皮下脂肪が少なく、硬い椅子に長時間坐骨で座っていると坐骨が痛くなるという人は、クッションを使いましょう。

第4章

不調改善
筋膜リリース

自律神経の乱れを強制リセット！

私たちの健康は、交感神経と副交感神経からなる自律神経にコントロールされています。たとえば、体温や心拍、血圧、血糖値などは、交感神経が活発になると上がり、副交感神経が活発になると下がります。こうした上がり下がりがリズミカルに繰り返されていれば、健康が保たれます。

ところが、**夜型の生活、不規則な食生活、長時間座りっぱなしの生活、ストレスなど、現代人の生活習慣は、自律神経を狂わすものばかり。**なんとなくだるい、疲れが抜けないといった不調も、その代償といっていいでしょう。

自律神経の乱れをリセット・調整するには、**朝の明るい光を浴び、規則正しい食事や睡眠、運動などで心身をリラックスさせる**と効果的といわれます。しかし、それがわかっていても、慢性的な不調は減少していません。

その点、筋膜リリースには血流をよくして心身をリラックスさせ、自律神経を整える働きがあります。自律神経の出口が集結するバックネットをリリースして自律神経の乱れをリセットし、正常な生体リズムを取り戻しましょう。

背骨と背骨の間から自律神経は出ている

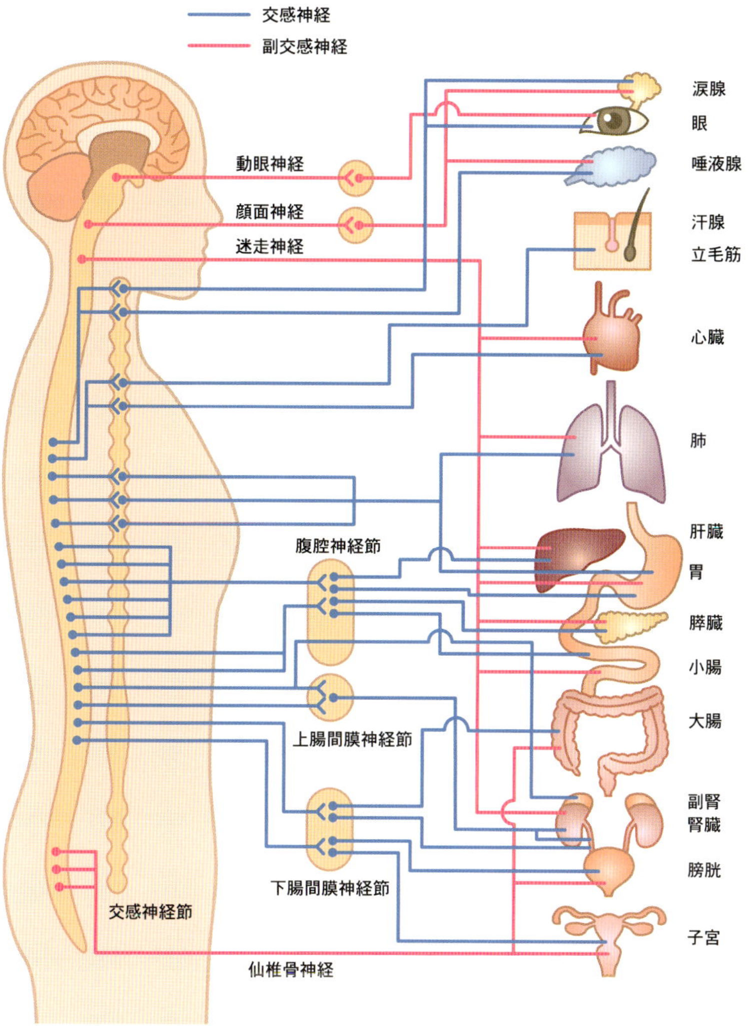

内臓のこわばりをほぐして体調アップ！

「内臓が下がる＝内臓下垂」というのは、それほど珍しいことではありません。

内臓は通常、インナーマッスルやそれを包む筋膜ネットワークによって支えられています。ところが、**運動不足や過度のダイエット、加齢などで筋力が低下してくると、胃をはじめとする内臓も下がり、骨盤まわりに集中します。**

従来は男性より筋力が弱い女性に多く見られたのですが、最近では男性にも少なくありません。ただ、男性の場合は姿勢の悪さや長時間のデスクワークによる骨盤の傾きが主な原因。**内臓が下がるというより背骨に押し出されてしまい、下腹部がポッコリしてしまうのです。**

また、**男女ともにおなかの「こり」も、内臓下垂の原因になります。**何度もお話ししてきたように、筋膜の硬縮は筋膜ネットワークによって全身に伝わります。

内臓が下がると従来の消化機能、代謝機能が低下して、便秘や消化不良、血流低下による冷え、内臓脂肪の増加などを招きやすくなります。筋力アップとともに筋膜のこわばりをリリースし、正常な内臓機能を取り戻しましょう。

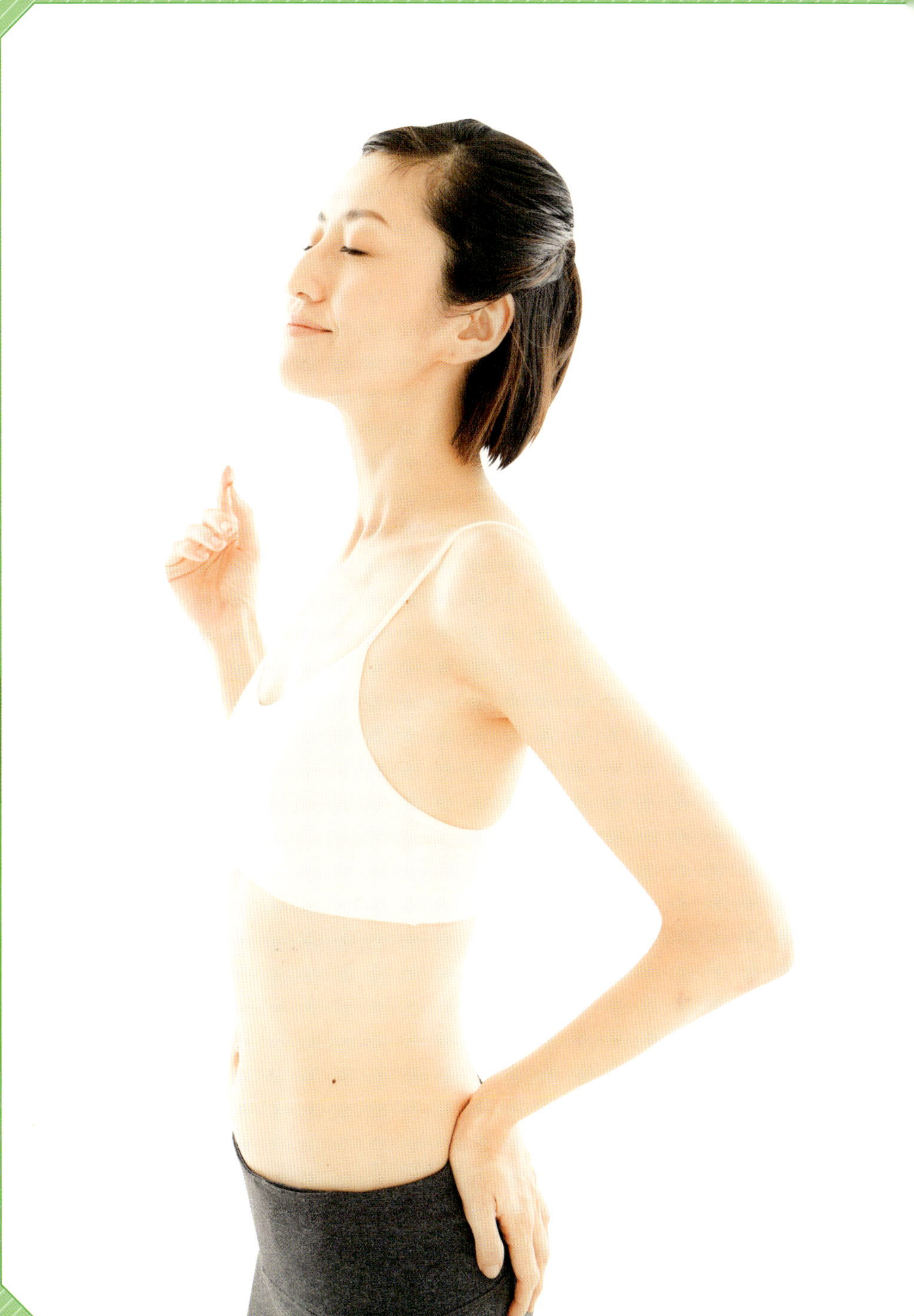

症状1

全身のだるさ・疲労感

関連する筋膜ネット

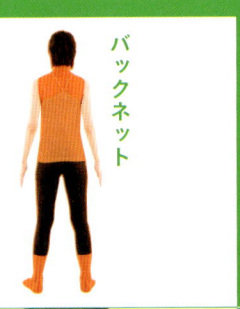

関連する筋肉

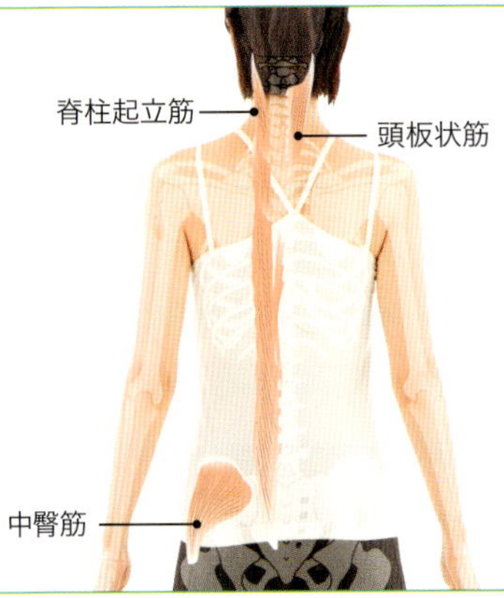

　病院に行くほどではないけれど、なんとなくだるい、疲れが抜けない、気力がわかない……。こうした倦怠感や慢性疲労は、全身のこりや自律神経の乱れが招きます。自律神経の出口が集中するバックネットを中心にリリースしましょう。首まわりをていねいにリリースすると、気分もすっきりして気力や集中力もアップします。

1 座りっぱなしで固まったお尻の筋膜をリリース

床にあお向けになり、タオルポールをお尻の下に横向きに置く。
全身の力を抜きリリース。

10秒

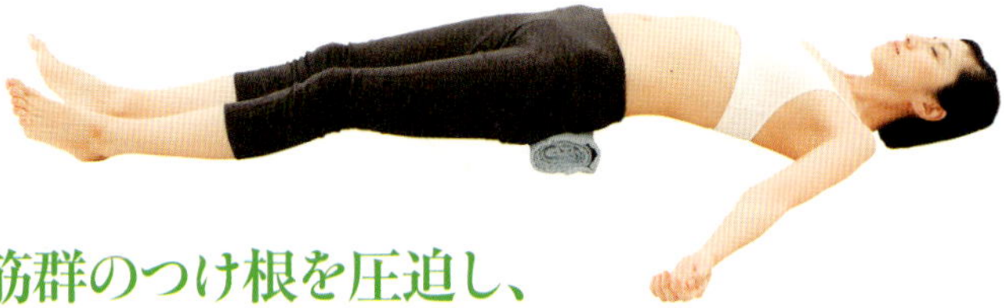

2 脊柱起立筋群のつけ根を圧迫し、自律神経を整える

タオルポールを腰の下に移動させ、全身の力を抜いてリリース。

10秒

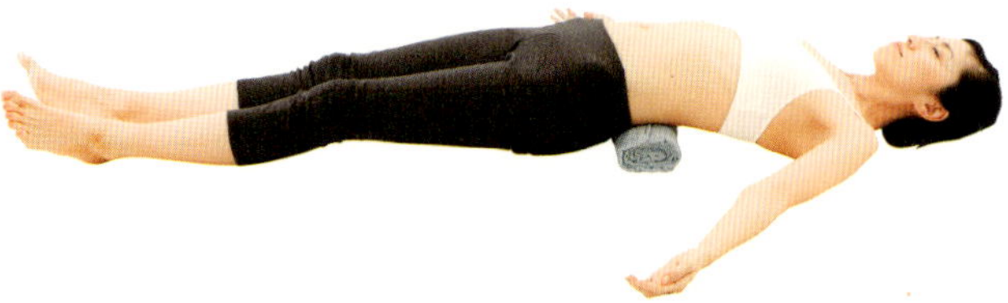

3 疲れて丸まった背中をリリース

タオルポールを背中の中央部に移動させ、全身の力を抜いてリリース。

Point

胸も背中から圧迫されます。くれぐれも呼吸を止めず、ゆっくり深呼吸をしながらリリースしましょう。

10秒

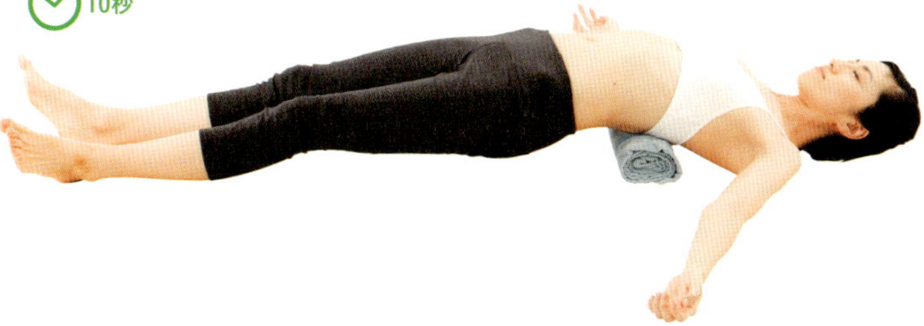

4 腕を真上に上げ、背中を深部からほぐす

タオルポールを肩甲骨の下に移動させ、腕を真上に伸ばす。全身の力を抜いてリリース。

Point

腕を真上に上げるのが難しい人は、無理をせず、できる範囲で上に伸ばしましょう。筋膜がリリースされていくと、徐々に腕をラクに上に伸ばせるようになります。

10秒

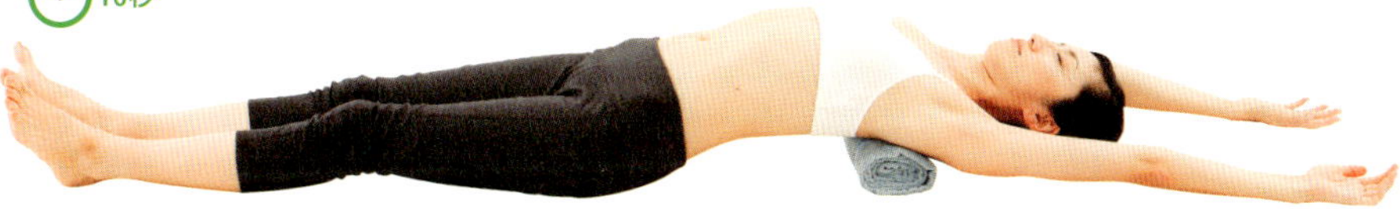

5 首をほぐし、副交感神経を刺激してリラックス

上げた腕を元の位置に戻し、タオルポールを首の下に移動させ、全身の力を抜いてリリース。

10秒

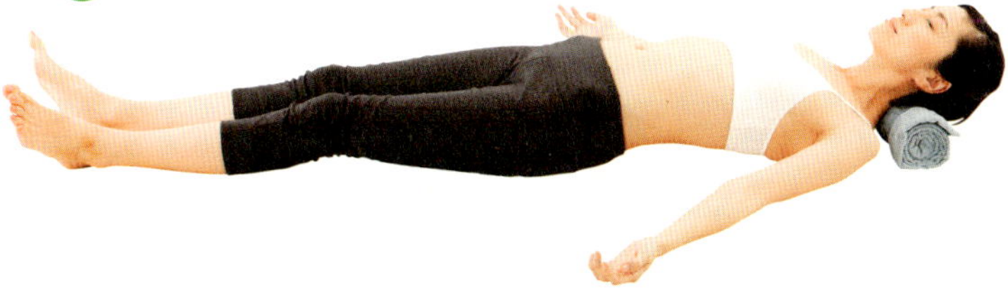

症状２

冷え

関連する筋膜ネット

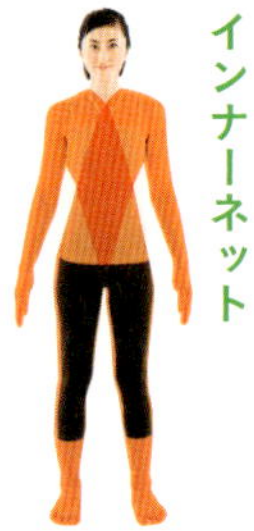

関連する筋肉

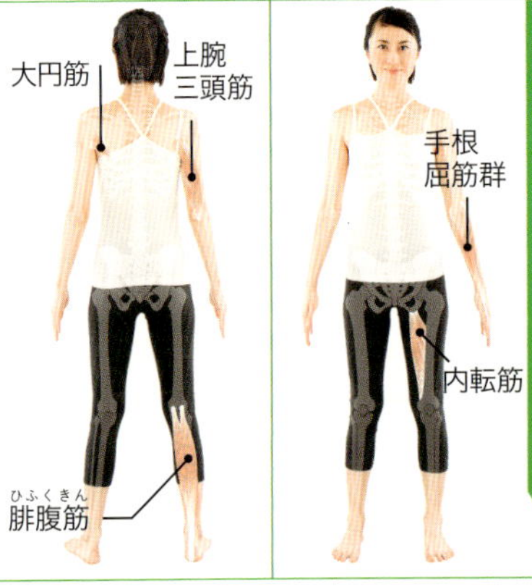

手足が冷たくなるのだけが冷えではありません。男女問わず現代人に多いのは、筋力や内臓機能の低下、代謝低下などによってからだの芯が冷えてしまう、いわゆる「内臓冷え」です。最近ではダイエットや食事制限、栄養の偏り、悪い姿勢、長時間座りっぱなしの生活などによって引き起こされるケースも増えています。冷えが慢性化すると、さまざまな不調を招く原因になります。筋膜リリースでからだの芯から末端まで、全身の血流をよくしていきましょう。

1 第二の心臓＝ふくらはぎを圧迫して血流アップ

ひじを床につけてうつ伏せになり、右足のふくらはぎ内側（腓腹筋）にタオルポールをあてて、タオルポールを移動させながらゆっくり押し伸ばす。

ふくらはぎの内側全体で10秒

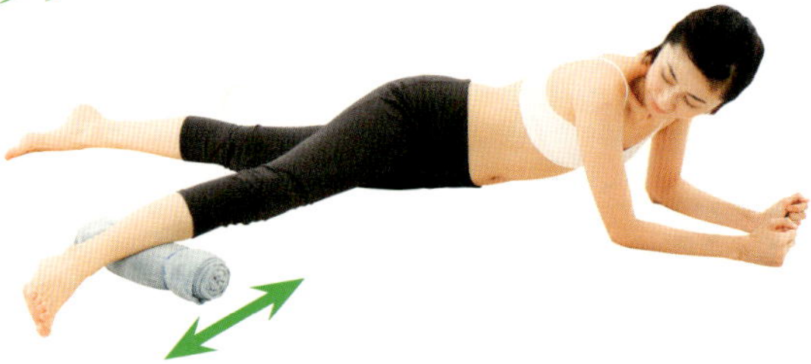

2 大腿動脈が流れる太ももの内側をリリース

タオルポールを右脚のつけ根にあてて、股関節〜太もも内側（内転筋）をゆっくり押し伸ばす。

太ももの内側全体で10秒

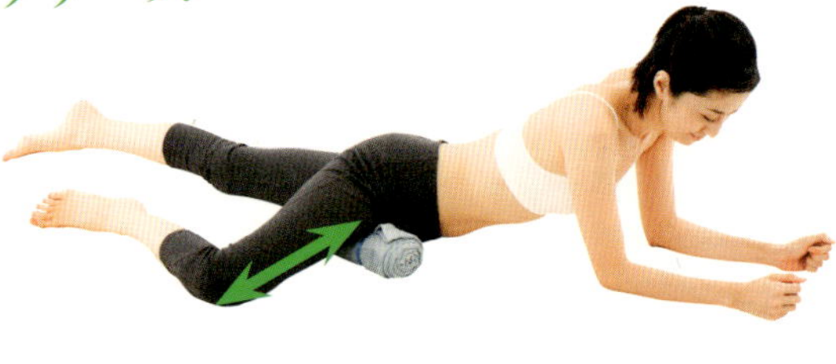

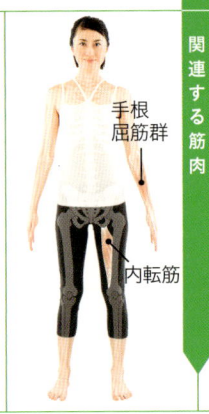

3 わきの下を圧迫して上腕動脈をスムーズに

10秒

手の平を下にして左腕をまっすぐ伸ばし、わきの下にタオルポールをあててリリース。

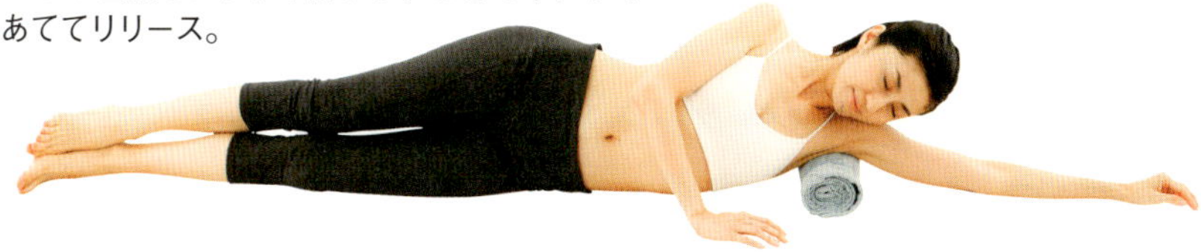

4 腕を伸ばし、二の腕の内側をリリース

手の平を下にしたまま二の腕の内側にタオルポールを移動し、タオルポールを転がしながら二の腕の内側全体をリリース。

二の腕の内側全体で10秒

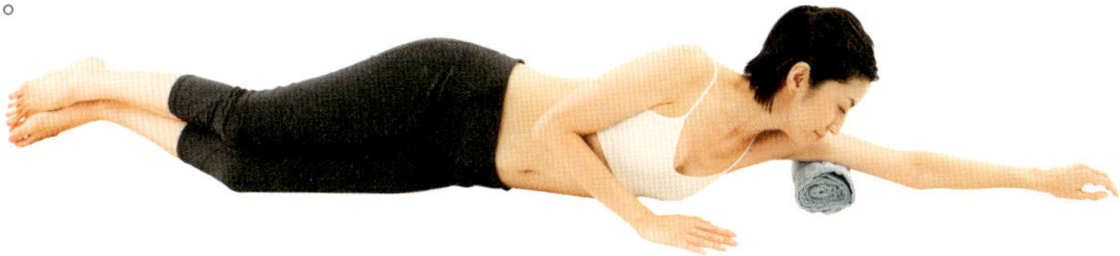

5 PCやスマホで疲れがちなひじ下の内側をリリース

手の平を下にしたままタオルポールをひじ下に移動し、肩の力を抜いて腕の内側全体をリリース。

ひじ下の内側全体で10秒

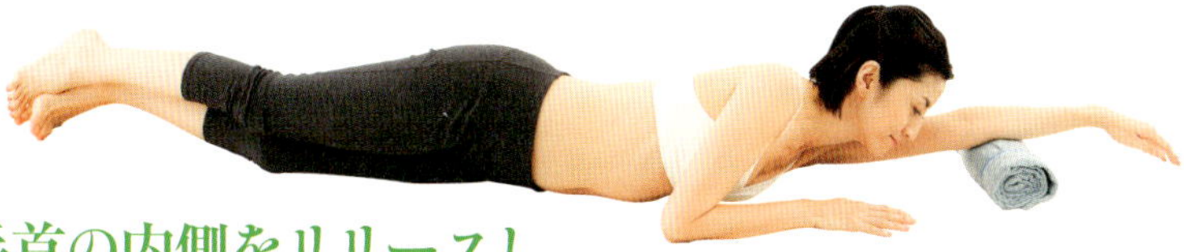

6 手首の内側をリリースし腕の末端まで血流を届ける

タオルポールを手首の下に移動させてリリース。

10秒

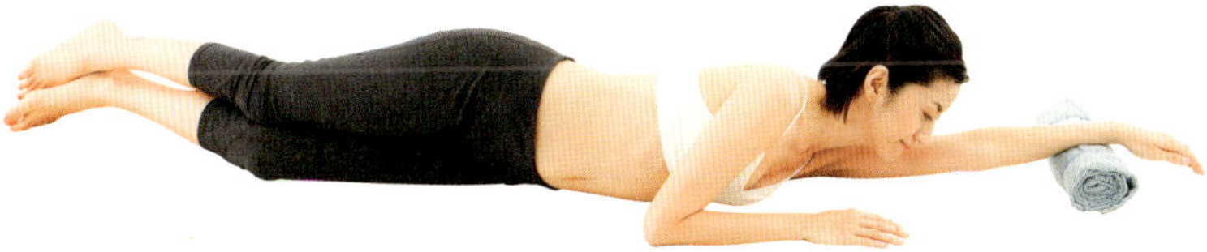

7 反対側も同様に

症状3

足のむくみ

不要な水分や老廃物は静脈から回収され、それでも回収しきれなかったものはリンパ管が回収します。ところが、リンパ管は筋肉の動きでポンプアップするので、立ちっぱなし・座りっぱなしの時間が長いと回収しきれず、むくみとなって残ります。下半身の筋膜リリースで、静脈とリンパからの回収力をアップしましょう。

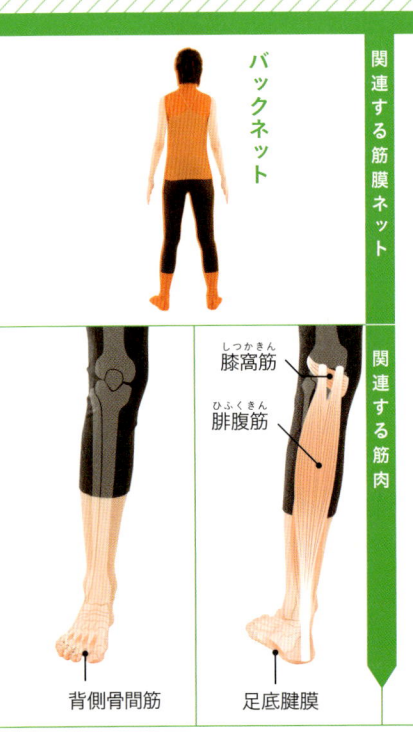

関連する筋膜ネット

関連する筋肉

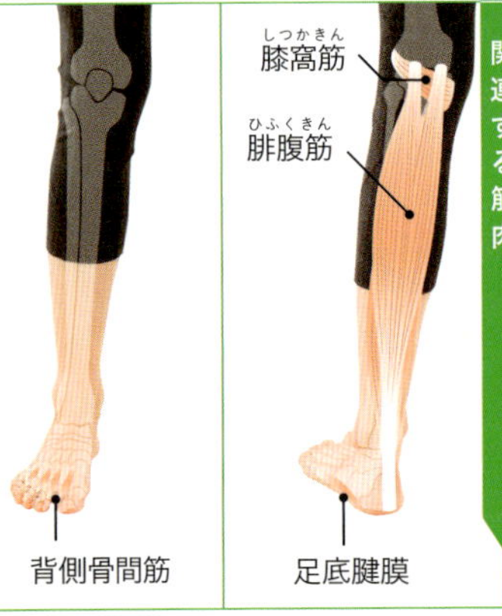

1 足裏の筋膜を押し伸ばす

右足でテニスボールを踏み、前後に転がしながら足裏（足底腱膜）全体を押し伸ばす。反対側も同様に。

10秒

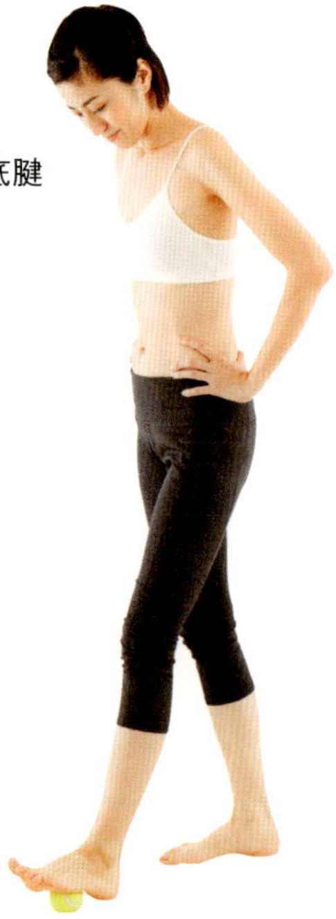

2 足の甲の骨の間をリリース

足の甲の骨と骨の間に指の腹を押しあててリリース。反対側も同様に。

10秒

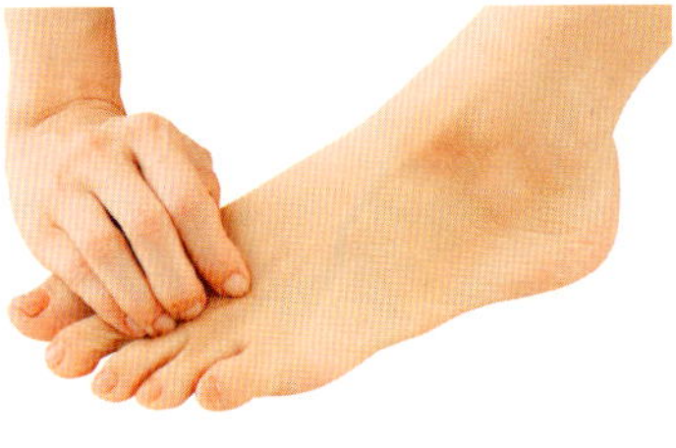

3 ひざ裏を押し伸ばしてリンパの流れをアップ

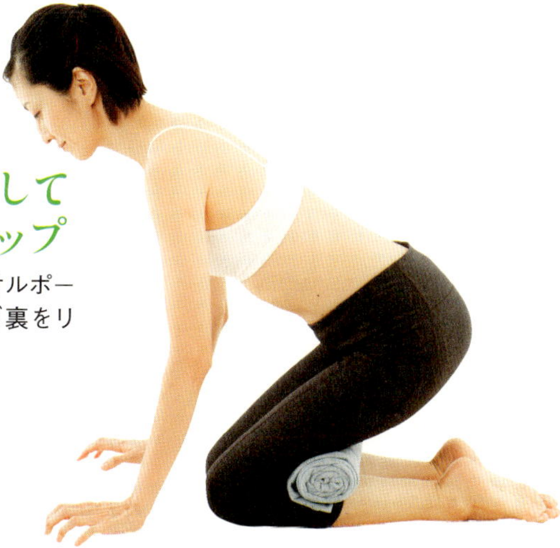

正座をして手を前につき、ひざ裏にタオルポールをはさみ入れる。腰を落としてひざ裏をリリース。

10秒

4 ふくらはぎと太ももの内側を一度にリリース

タオルポールをふくらはぎに移動させ、ふくらはぎと太ももの内側を一度にリリース。

10秒

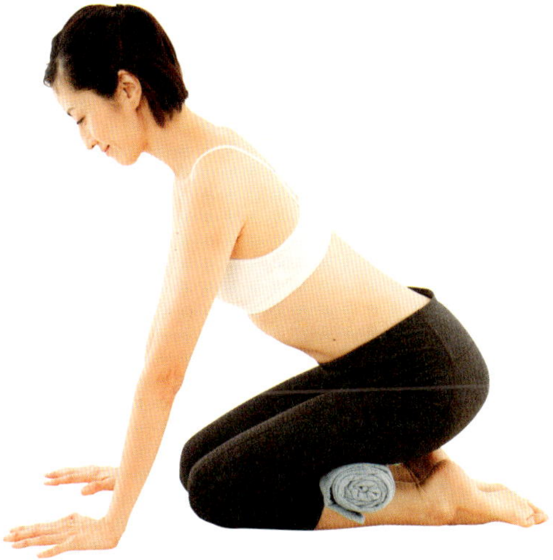

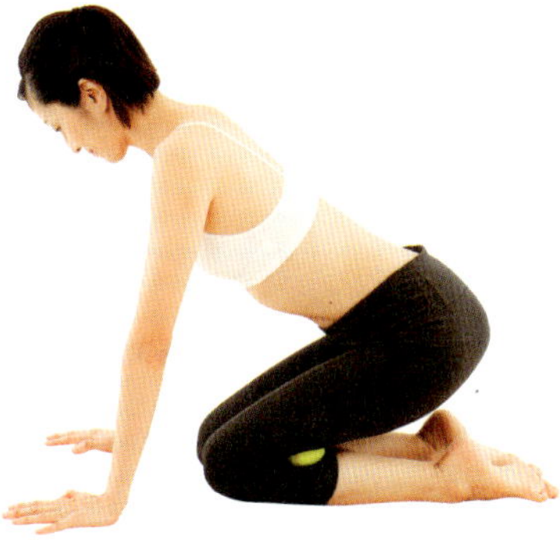

Point

3と4は、テニスボールで行なってもOK。タオルポールよりやや痛いので強く圧迫し過ぎないよう注意しましょう。

関連する筋膜ネット

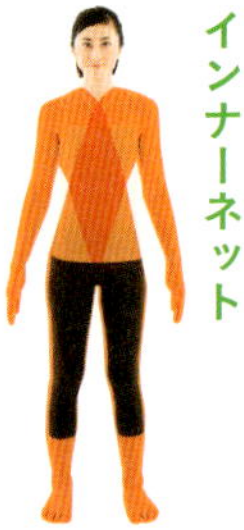

関連する筋肉

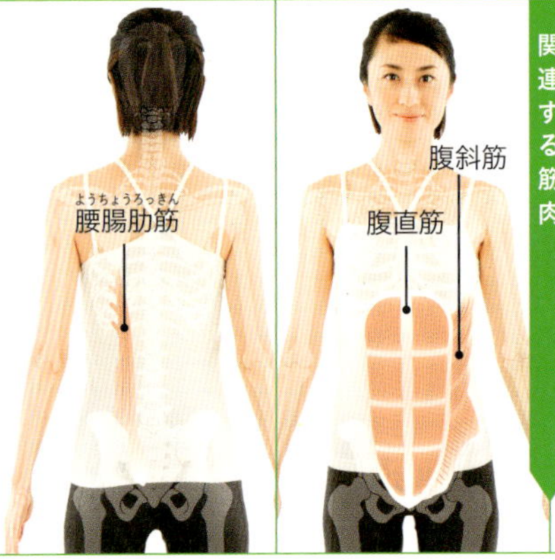

症状 4

便秘

水分やヨーグルト、食物繊維をしっかり摂っても便秘が解消されないのは、腸のぜん動運動が低下している可能性大。周辺の筋膜も硬縮している可能性があります。また、自律神経の乱れによる排泄リズムの停滞も考えられます。

そこで、腸のまわりの筋肉をリリースするとともに、腸と関係の深い自律神経の出口をリリース。「腸のこわばりをほぐす」＋「自律神経を整える」のダブルケアで、スムーズなお通じを目指しましょう。

1 テニスボールを腰にあて、ひざを屈伸して上下にリリース

壁を背にしてやや斜め左を向いて立ち、腰の左側にテニスボールをあてる。ひざを屈伸させてテニスボールを上下に転がしながら、押し伸ばす。反対側も同様に。

10秒

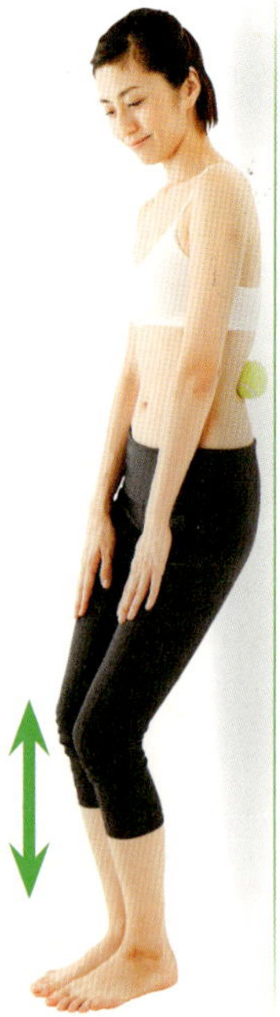

2 わき腹にタオルポールをあて
おなかの深部の筋膜をリリース

左向きに横になり、左わき腹にタオルポールをあて、腹斜筋をゆっくりと押し伸ばす。反対側も同様に。

10秒

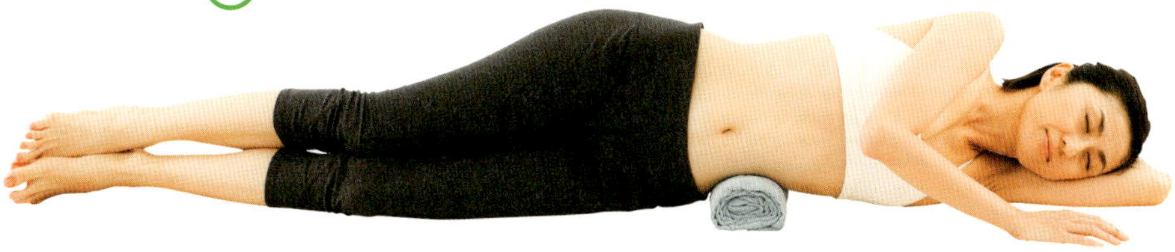

3 うつ伏せになり
腹直筋を刺激する

ひじをついてうつ伏せになり、おへその下から恥骨のあたりにタオルポールを置いて押しつける。

10秒

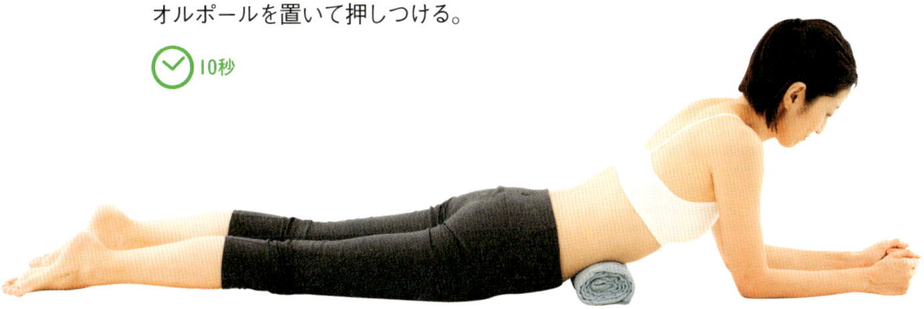

症状5

不眠・睡眠不足

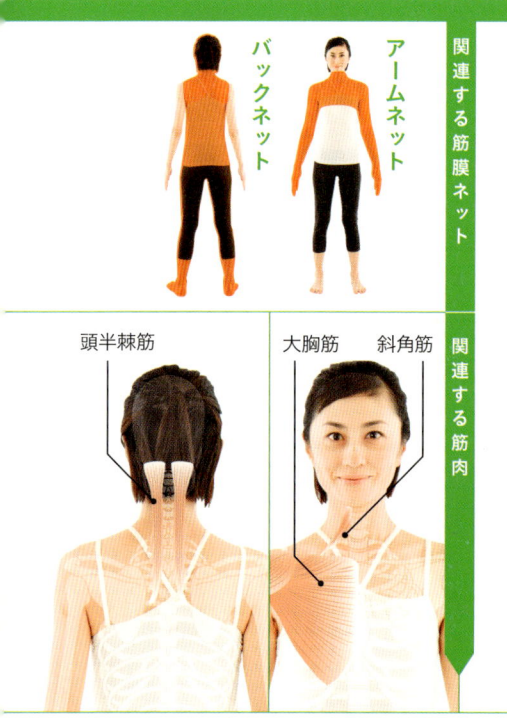

関連する筋膜ネット

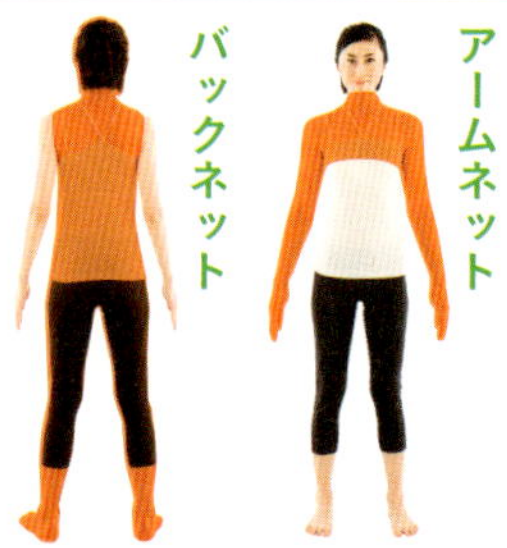

関連する筋肉

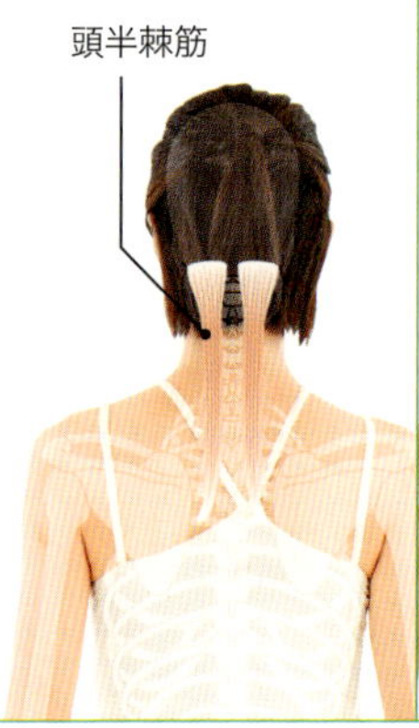

なかなか眠れない、眠りが浅い、眠っても疲れがとれないなど、睡眠にかかわる悩みも人それぞれ、原因もさまざまです。そこで、「リラックス」と「副交感神経のスイッチを入れる」という2つのアプローチで、総合的に良質な睡眠へと導いていきましょう。眠気のタイミングを逃さないよう、睡眠前に布団の上で行なうとより効果的。スッキリした朝の目覚めにも貢献します。

1 大胸筋を圧迫して呼吸をラクにする

うつ伏せになり、胸の下にタオルポールをはさみ入れて、胸を圧迫するように押しつける。

10秒

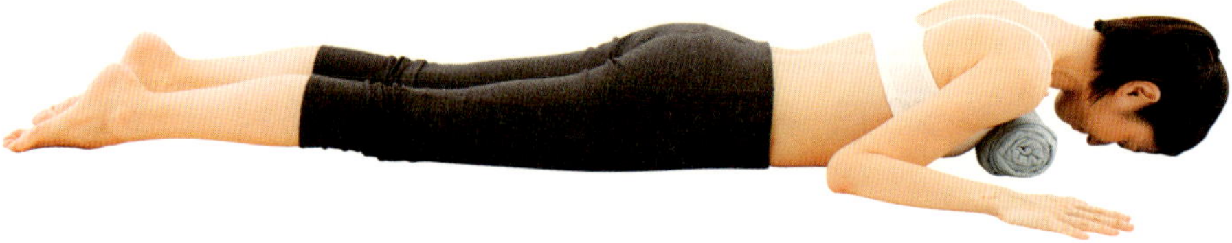

2 不眠の原因となる肩・首のこりをリリース

左を向いて横になり、首の下にタオルポールを置く。全身の力を抜いて、ゆっくり首を圧迫する。反対側も同様に。

10秒

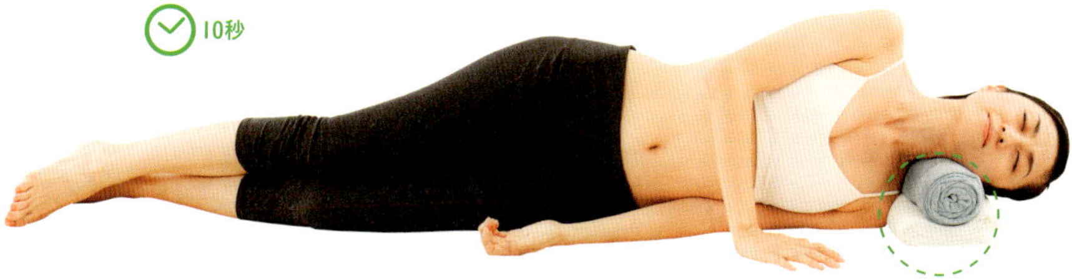

3 首の後ろを圧迫し副交感神経のスイッチを入れる

あお向けになり、首の下にタオルポールを置き、全身の力を抜いて首を圧迫する。

10秒

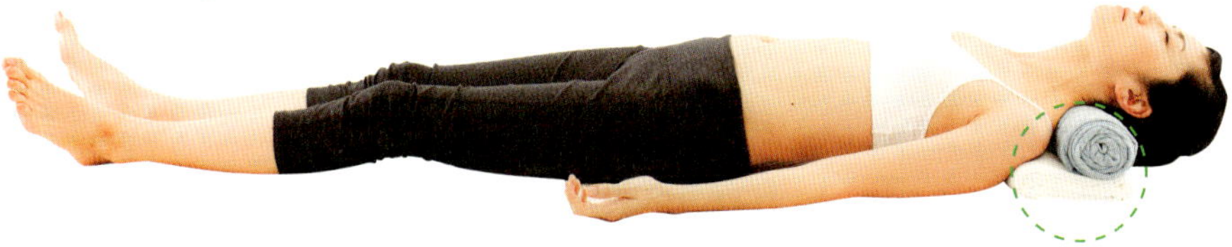

Point

心地いい刺激を得られるようタオルポールの下にタオルを置くなどして高さを調整しましょう。

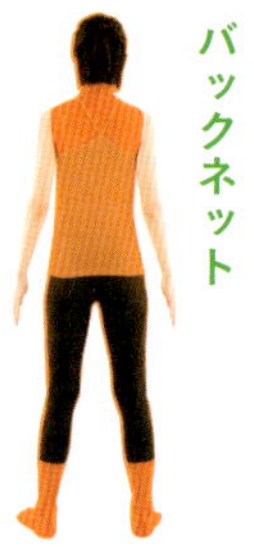

関連する筋膜ネット

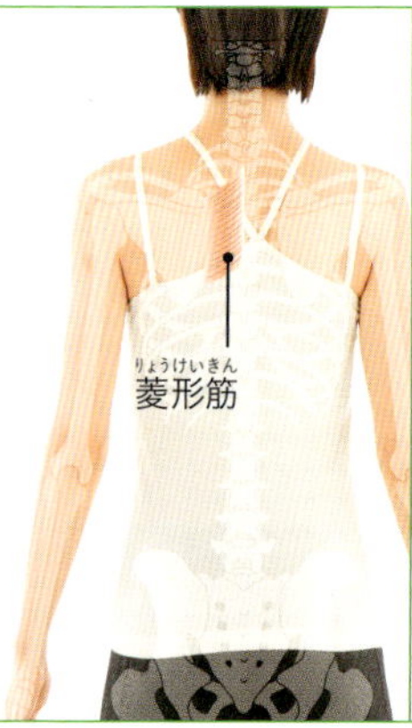

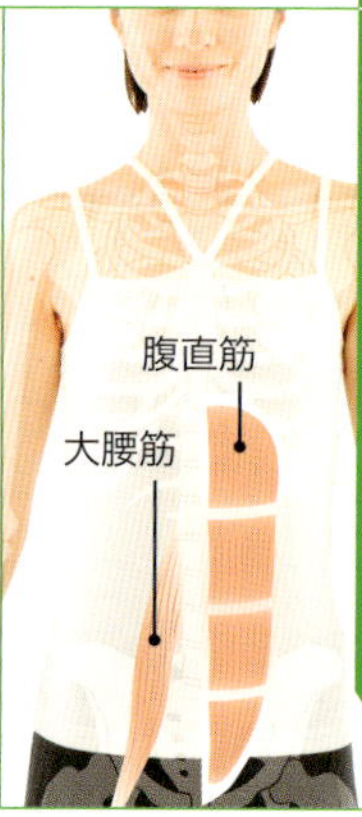

関連する筋肉

症状6

太りやすい・代謝低下

人のからだには、恒常性といって内部環境を一定に保とうとする働きが備わっています。消化・吸収・代謝の機能が正常に保たれてさえいれば、少々食べ過ぎても、極端に太るはずはないのです。それほど食べていないのに太りやすいとしたら、やはり自律神経の乱れかも。筋膜リリースで自律神経を調整するとともに、褐色脂肪細胞の働きをよくして、スムーズに燃えるからだを目指しましょう。

1 菱形筋をリリースし 褐色脂肪細胞を目覚めさせる

あお向けになり、肩甲骨の下あたりにタオルポールを横に置く。そのまま両腕を上げ下げして、菱形筋を押し伸ばす。

10秒

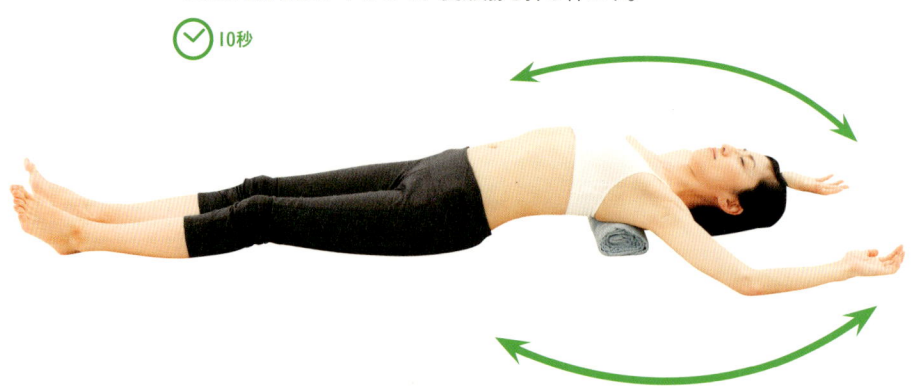

2 床に手をついて上半身を反らし、大腰筋を押し伸ばす

うつ伏せになり、タオルポールを右脚のつけ根にあてる。手を前について上半身を起こし、左脚ひざを曲げて、右大腰筋にしっかり体重をかけ、押し伸ばす。反対側も同様に。

10秒

Point

効きにくい人は、タオルポールの下にタオルを置いて、高さをつけましょう。

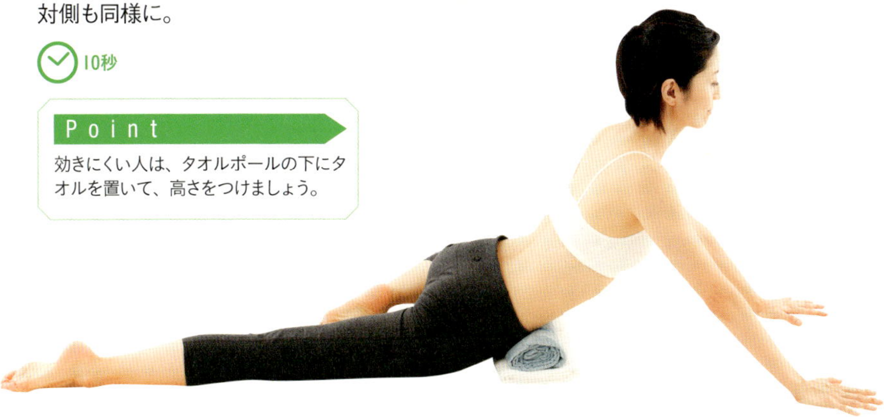

3 腹直筋を刺激して内臓機能を調整する

タオルポールをおへその下に移動させ、おへその下から恥骨をあたりにタオルポールを置いて押しつける。

10秒

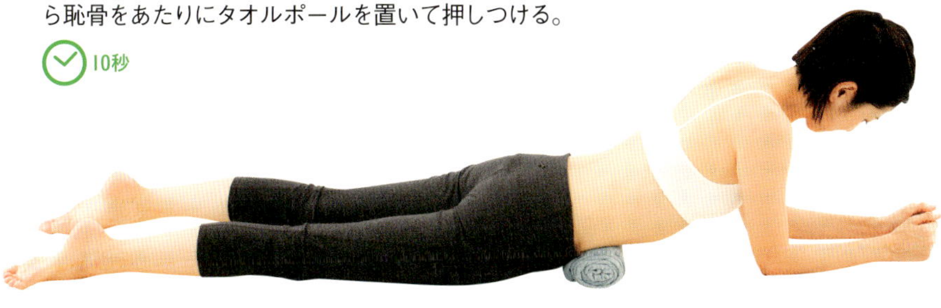

Column

筋膜の硬縮を防ぐには、全身を大きく動かす運動をしよう

日頃からよくからだを動かしている人が、肩こりや腰痛になりにくいのはなぜなのでしょう？

筋膜は互いに接触し合って各組織をつないでいます。たとえば、筋肉は骨に付着していると考えられてきましたが、実際には骨を包む筋膜と、筋肉を包む筋膜が接触し合ってつながっています。皮膚と筋肉も、筋肉を包む筋膜と、皮下組織全体を包む筋膜が、互いに接触することで接合されています。そして、からだを動かしたり、笑ったりして筋肉が収縮すると、筋膜同士がスムーズにずれ合います。

そのおかげで、からだを動かして筋肉が収縮しても、からだが引きつったり、つっぱたりせずスムーズに動かすことができるというわけです。

ところが、あまりからだを動かしていないと、動かしていない部分の筋膜が癒着して、筋膜が萎縮しやすくなってきます。

ウォーキングもしないよりはしたほうがよいのですが、からだを大きく動かさないので、どうしても筋膜が癒着する部分が出てきます。運動の強度やスピードはあまり問題ではないので、ヨガやエクササイズ、テニスやサッカーなど、できるだけ全身を大きく動かす運動をしましょう。

第5章

ボディラインとフェイスラインに効く筋膜リリース

ボディラインは、いつもの姿勢で決まる

「ボディラインは遺伝的なものだから、変えられない」と思っていませんか？ 確かに、もって生まれた遺伝的体質や、骨格そのものは、一生変えることはできません。

しかし、骨格を支えているのは筋肉や筋膜です。筋肉の鍛え方や筋膜のメンテナンスにより、人のからだのカタチはみなさんが思っている以上に、大きく変わる可能性を秘めています。老若男女を問わず、普通の会社員からアスリートまで、あらゆるボディを見てきた私が言うのですから、間違いありません。

一番いけないのは、悪い姿勢でゆがませ、たるませてしまうこと。世界的なスーパーモデルたちも、その美しいボディラインを維持するために一番気にしているのは、**ダイエットではなく正しく美しい姿勢を保つこと**なのです。

正しい立ち方

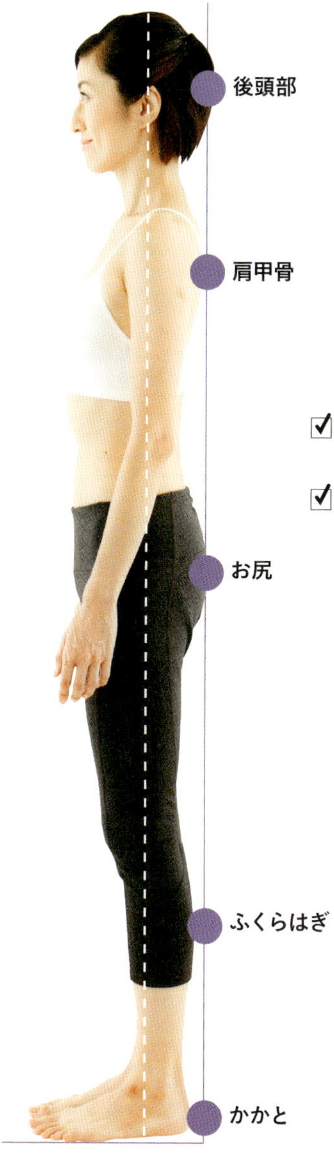

- ☑壁に左記の5つのポイントをつけて立つ
- ☑ウェストの背面部に、手の平1.5枚分のスペースがあるのがベスト。握り拳が入るのは開き過ぎです。

正しい立ち方・座り方・歩き方、できていますか？

では、正しい姿勢とはどんなものか、見てみましょう。

まず、立ち姿勢。壁にかかと、ふくらはぎ、お尻、肩甲骨、後頭部をつけて立ってみてください（１２９ページ参照）。

からだがゆがんでいる人は、こうして立とうとするとあちこちの筋肉が緊張してかなり難しいかもしれませんが、チャレンジしてみましょう。それが、正しい姿勢です。**からだの軸が一直線になっているのがわかりますか？**

その軸を維持したまま、椅子に座ってみましょう。背もたれに寄りかからず少し浅めに座り、いったん腰を反らしてから元に戻していくと、**背中の緊張がとけて自然に下腹に力が入る位置**があります。それが正しい座り方です。

正しい姿勢で歩くコツは、**かかとで着地し、親指で地面をつかむようにして蹴る**ことです。

正しい歩き方

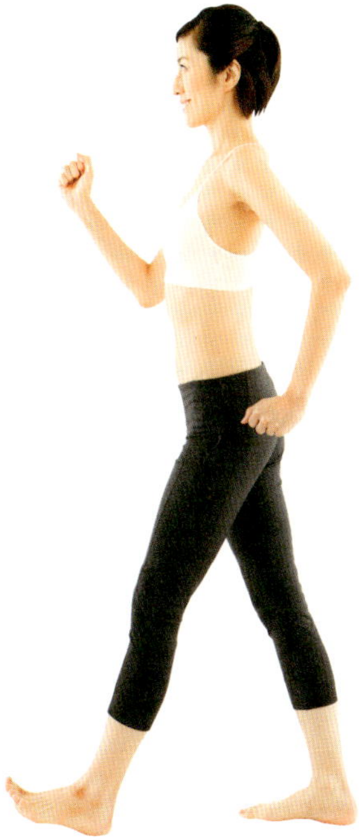

☑かかとから着地

☑足の指で地面をつかむようにして、蹴る

正しい座り方

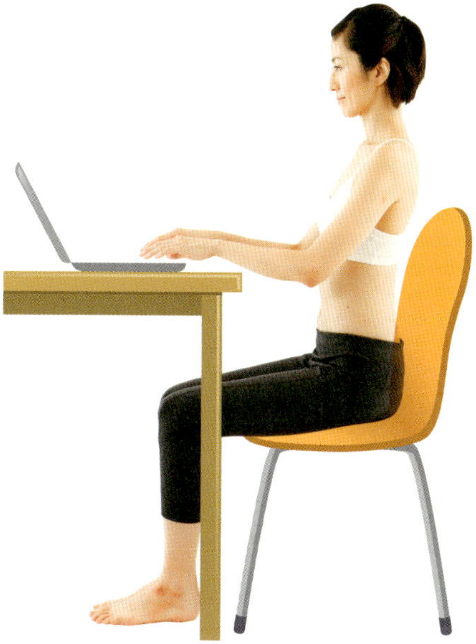

☑背もたれにもたれず、浅めに座る

☑下腹に自然に力が入る

☑パソコンのディスプレイを台の上に置くなどして、目線がまっすぐになるようにすると、猫背になりにくい。

姿勢をチェック！あなたはどのタイプ？

左は、現代人に多い姿勢のパターンです。こうして並べてみると、1人の同じモデルさんなのに、姿勢が変わるだけで身長まで変わってしまい、別人のように見えますね。

今、このモデルさんはスレンダーな健康体ですが、もし、左3つのような悪い姿勢のまま生活していたら、1年後にはきっと、**その悪い姿勢に合わせて脂肪がついていき、骨盤がゆがみ、その姿勢なりの不調を抱える**ようになっていくでしょう。だからこそ、姿勢は大切なのです。

今のあなたの姿勢はどれに近いですか？

人は鏡の前ではつい姿勢を正してしまうので、ふだんの姿勢を確かめるのは難しいものです。家族か親しい人にたずねてみるか、街を歩いているときなどにショーウインドーを見て、自分のいつもの姿勢を確認してみましょう。

現代人に多い姿勢

OK

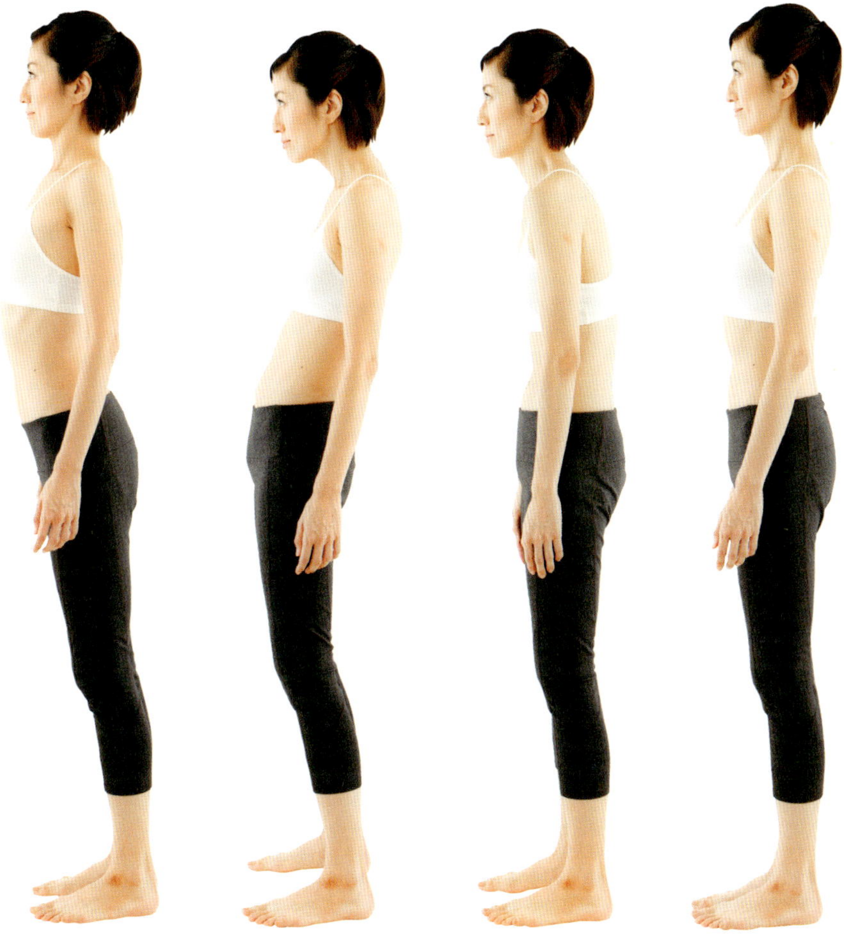

胸・腰
突き出し型

p.142 参照

おなか
突き出し型

p.138 参照

猫背型

p.134 参照

正しい姿勢

p.129 参照

姿勢別ケア方法1

猫背型

パソコン作業が多い人は要注意！ くびれがなくなり、おなかもポッコリ

日本人の悪い姿勢の典型タイプ。パソコンに向かう仕事が多い人は、どうしても猫背になり、首とあごを突き出して仕事をしがちです。猫背のままからだが固まってしまうので、仕事以外のときも自然と猫背に。こうなると、猫背型姿勢のさまざまな弊害が出てきます。

頭痛や肩・首・腰のこりはもちろんですが、背中が張り、胸の筋肉が縮むので、背中と胸にも痛みが生じることがあります。常に肩甲骨が開いている状態なので、四十肩・五十肩にもなりやすいでしょう。

また、骨盤が後傾して腹筋をあまり使わなくなるため、おなかに脂肪がつきやすくなり、くびれもなくなってしまいます。体重が太ももにかかってしまうため、太ももが太くなりやすいのも特徴。上半身はやせていても、おなかがポッコリして太ももが太い、いわゆる下半身太りになりやすいのも特徴です。

猫背型はこんな人！

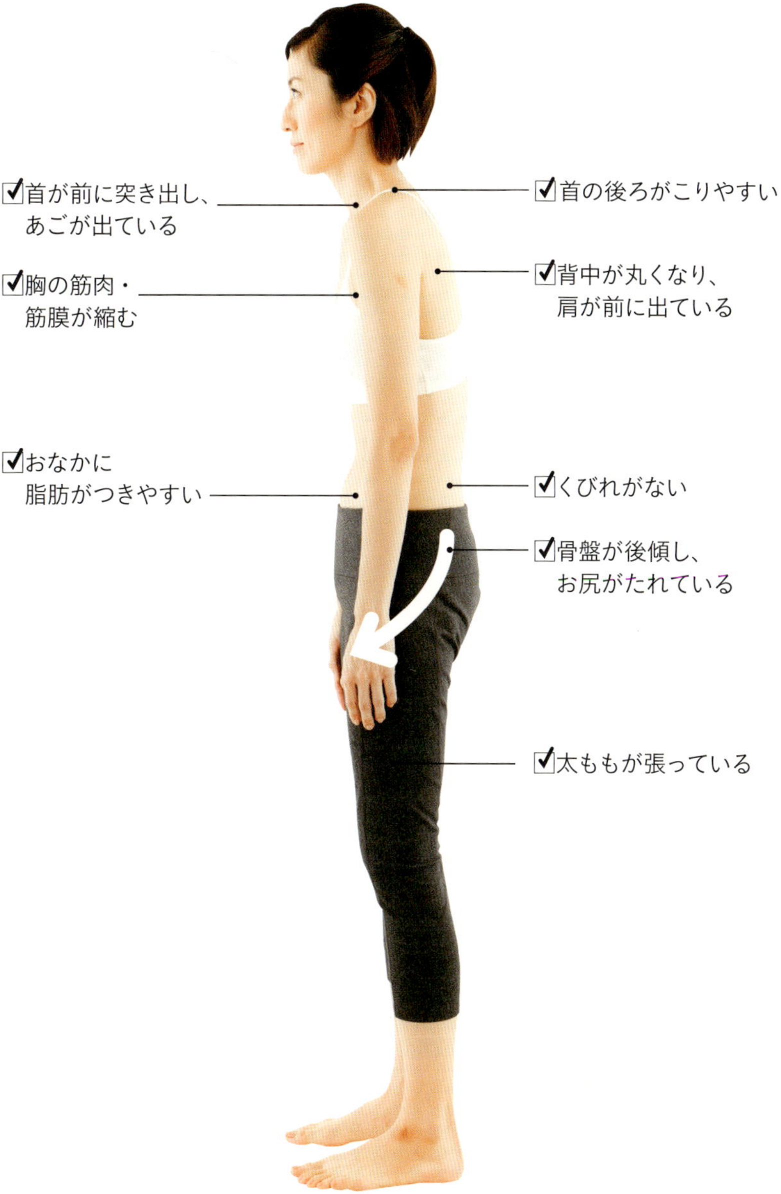
☑首が前に突き出し、あごが出ている
☑首の後ろがこりやすい
☑胸の筋肉・筋膜が縮む
☑背中が丸くなり、肩が前に出ている
☑おなかに脂肪がつきやすい
☑くびれがない
☑骨盤が後傾し、お尻がたれている
☑太ももが張っている

猫背型の筋膜リリース方法

1 縮んだ首の後ろをリリース

あお向けになり、首の下にタオルポールを置き、全身の力を抜いて首の後ろをリリースする。

10秒

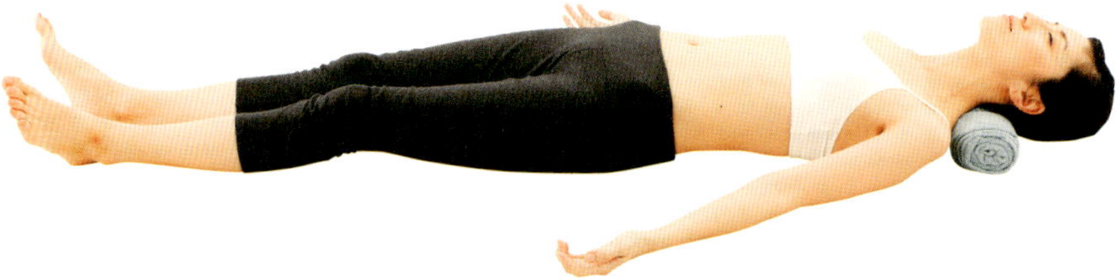

2 まるまった上背部をリリース

肩甲骨のあたりにタオルポールを移動させ、両腕を頭上に上げる。そのまま少しずつタオルポールの位置をずらしながら、上背部全体をリリースする。

背中全体で10秒

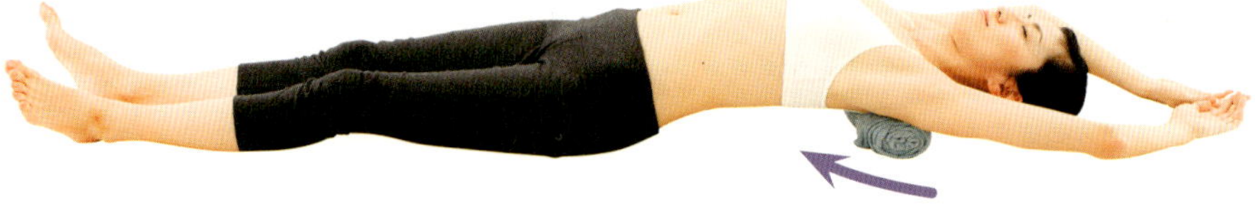

3 背中の張りと胸の硬縮をリリース

タオルポールを左の肩甲骨の下に縦に置く。顔を右に向け、右手を左側の鎖骨のあたりにあてて、からだの外側に向かって押し伸ばす。反対側も同様に。

10秒

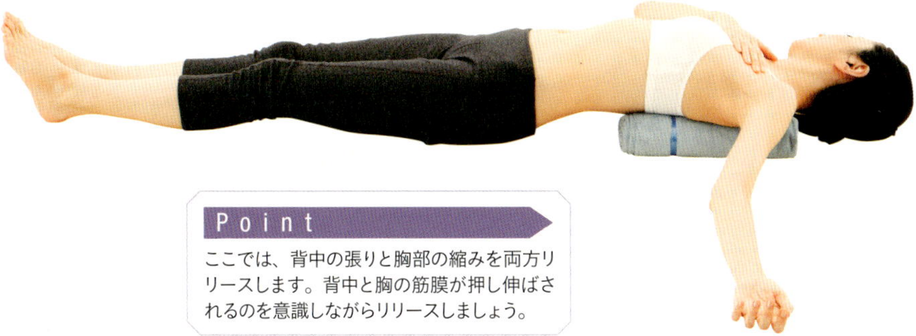

Point

ここでは、背中の張りと胸部の縮みを両方リリースします。背中と胸の筋膜が押し伸ばされるのを意識しながらリリースしましょう。

4 胸の硬縮をリリース

うつ伏せになり、顔を下に向けたまま、タオルポールに胸を押しつけるようにして圧迫する。

10秒

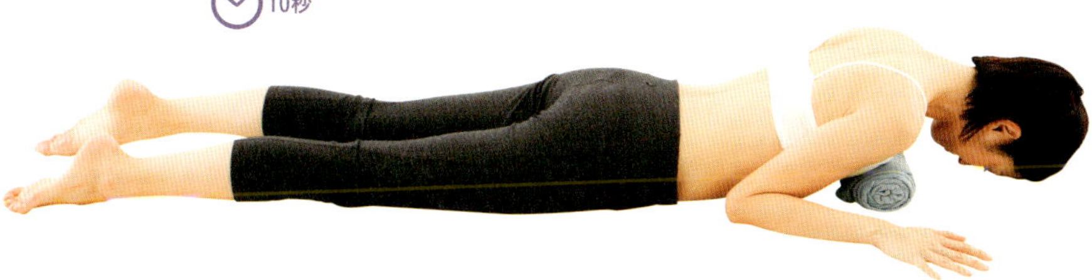

姿勢別ケア方法２

おなか突き出し型

男性にもっとも多いタイプ 腰痛メタボになりやすい!?

男性で内臓脂肪がたっぷりついている人に多いタイプ。女性でも、太めでおなかがポッコリ気味の人は注意しましょう。

おなかを突き出していると、重心のバランスをとるため猫背になりやすく、骨盤は後傾気味。重たいおなかを支えるために太ももの裏側やお尻が硬くなり、太もも前面が張ってしまいます。

また、おなかまわりの筋肉がほとんど使われずに衰えていくので、腹部はますます太りやすくなり、その分腰には大きな負担がかかります。

内臓が下がり、血流も悪化しやすいので、からだの芯が冷えやすくなっています。便秘と下痢を繰り返すなど、男性に多い胃腸障害も出やすくなるでしょう。このままでは、メタボリックシンドロームに発展しやすいので、できるだけ早く姿勢を正しましょう。

おなか突き出し型はこんな人！

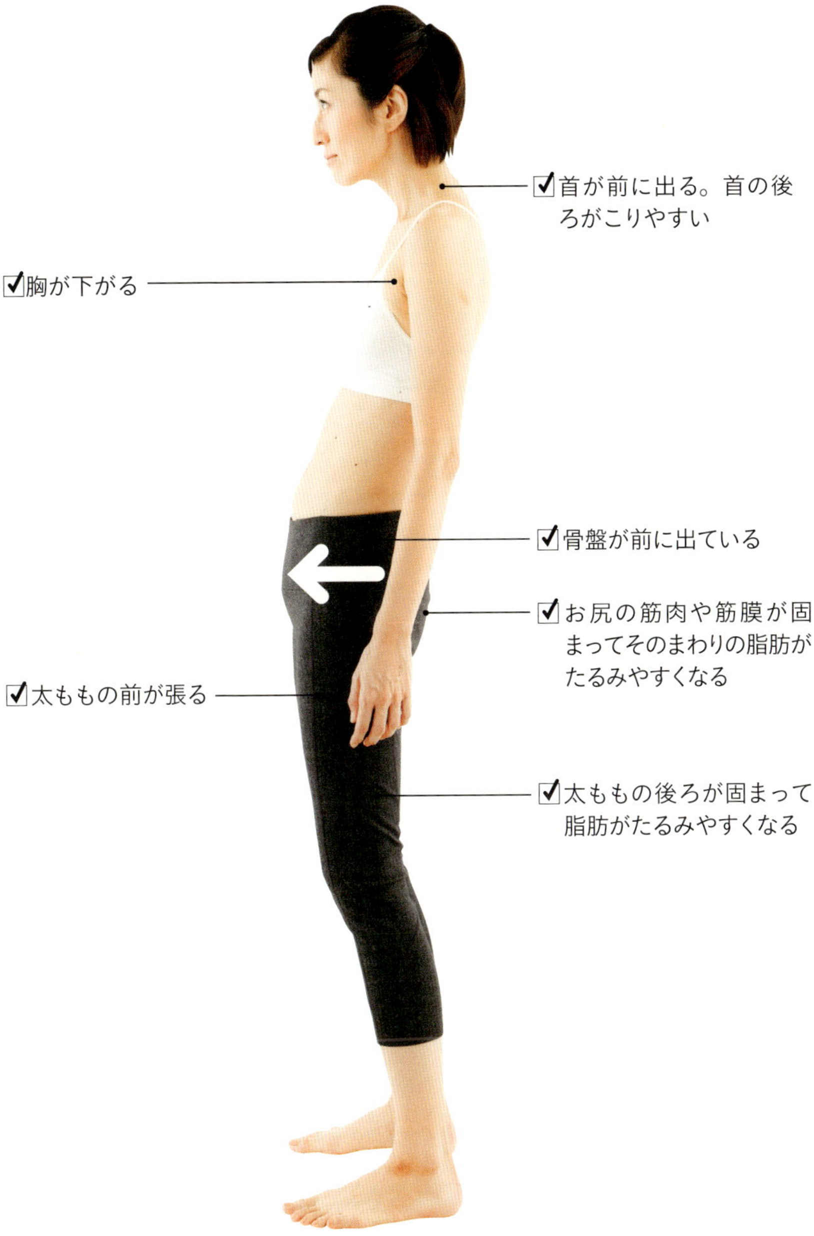
☑首が前に出る。首の後ろがこりやすい
☑胸が下がる
☑骨盤が前に出ている
☑お尻の筋肉や筋膜が固まってそのまわりの脂肪がたるみやすくなる
☑太ももの前が張る
☑太ももの後ろが固まって脂肪がたるみやすくなる

おなか突き出し型の筋膜リリース方法

1 太もも裏の張りをリリース

太ももの下にタオルポールを置いて座り、後ろ手をついて太ももを圧迫して押し伸ばす。反対側も同様に。

10秒

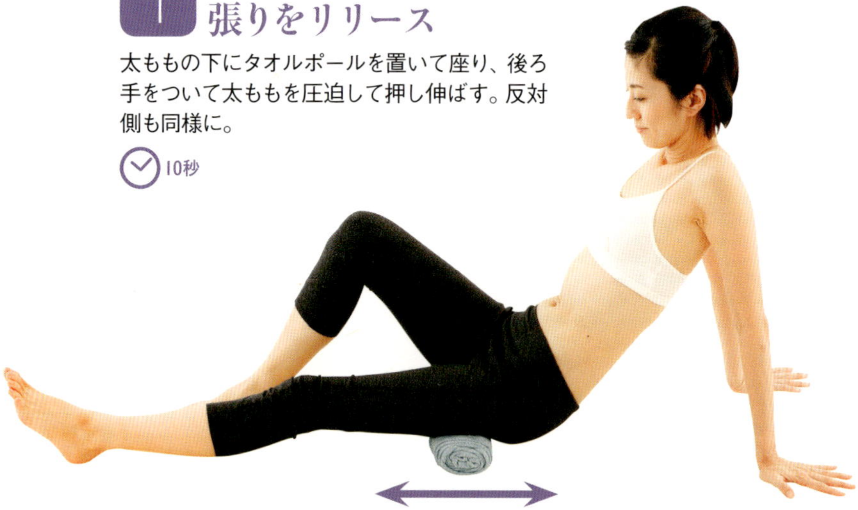

2 固まったお尻をリリース

お尻の下にタオルポールを移動してあお向けになる。床にひじをついて上体を起こし、お尻を圧迫して押し伸ばす。反対側も同様に。

10秒

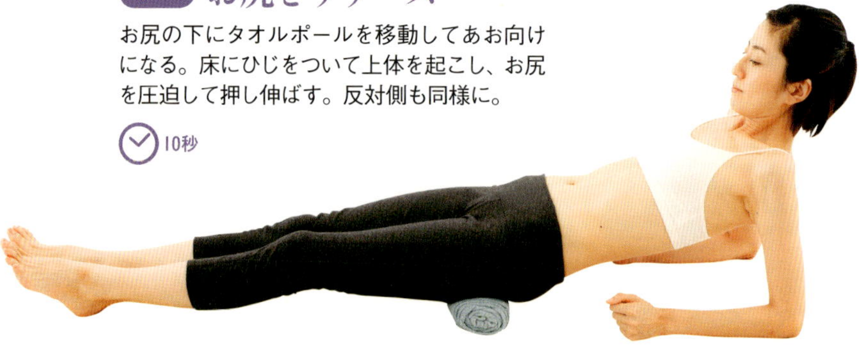

3 腰と背中の張りをリリース

腰の下にタオルポールを移動して、腕をまっすぐ頭上に伸ばす。タオルポールを徐々にずらしながら、腰〜背中全体をリリースする。

10秒

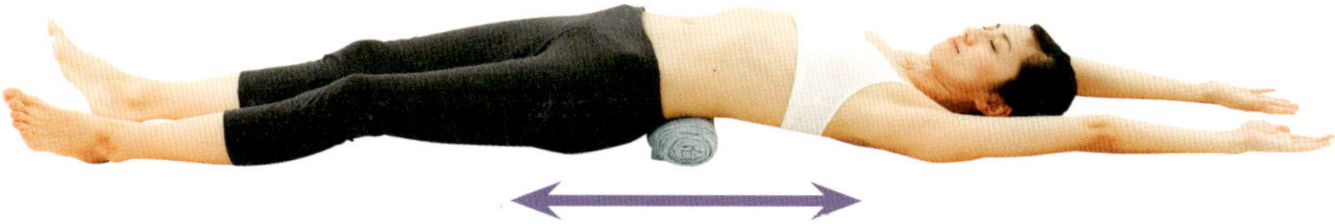

4 太もも外側の張りをリリース

からだを左に向けて横になり、左太ももの外側にタオルポールをあてる。左ひじをつき、右手を前について、タオルポールを上下にずらしながら太ももの外側全体を押し伸ばす。反対側も同様に。

10秒

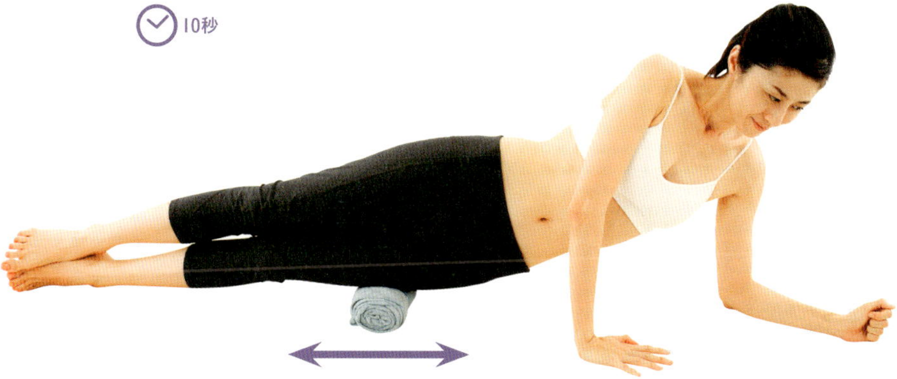

姿勢別ケア方法3

胸・腰 突き出し型

ボディライン

女性に多いタイプ。自律神経が乱れやすく、くびれがない!?

胸を張り、腰を反らせていると、一見、ウエストがくびれたメリハリボディのように見えます。そのため、女性に多く、中でも筋力の弱い細身の女性に非常に多い姿勢タイプ。自分では姿勢はよいほうだと思っている人が多いのですが、実は、からだにかかる負担が非常に大きくなる姿勢です。

たとえば、首は30～40度前湾しているのが正常なのですが、胸・腰突き出し型は、常に胸を張っているため、首が異常にまっすぐないわゆる「ストレートネック」になっています。首はもちろん背骨にも負担がかかり、自律神経も乱れやすいといえるでしょう。

また、常に腰を反らせているので太ももが引き締まり、ウエストがくびれて見えますが、助骨が開き腹筋がゆるんでいるので、むしろウエストのクビレは失われます。冷えや便秘にも悩まされやすいでしょう。

胸・腰突き出し型はこんな人！

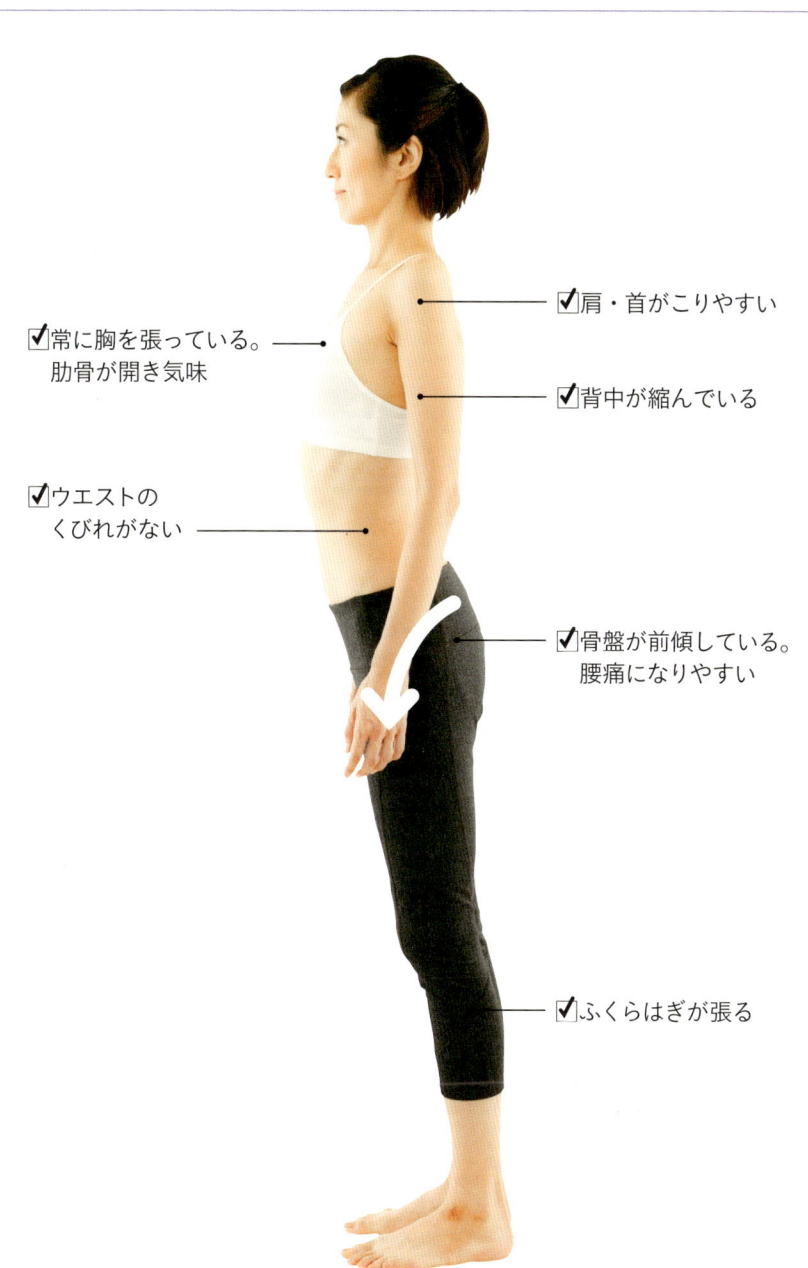

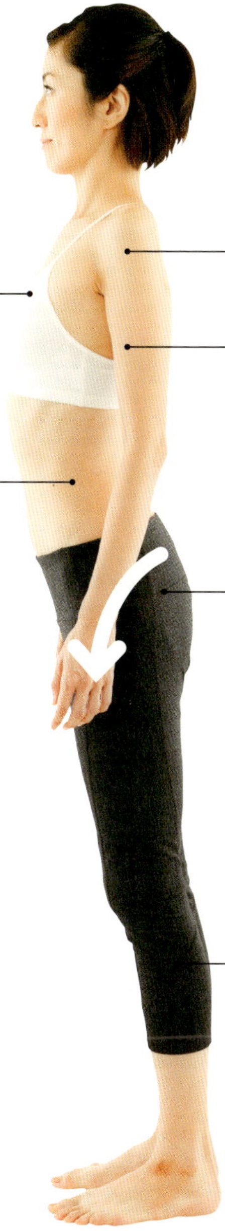

胸・腰突き出し型の筋膜リリース方法

1 太ももの前面の張りをリリース

ひじをついてうつ伏せになり、タオルポールを右脚のつけ根にあてる。徐々にタオルポールを上下にずらしながら、右太ももの前面全体をゆっくり押し伸ばす。反対側も同様に。

太もも前面全体で10秒

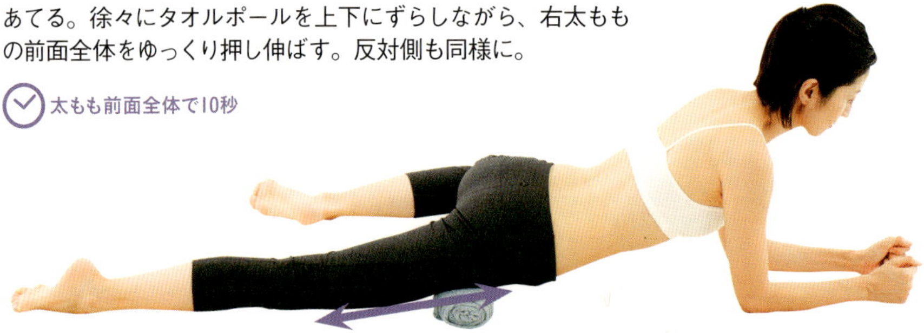

2 太ももの外側の張りをリリース

右ひじをつき、左手を床について、上体を左に向け、右太もものつけ根の外側にタオルポールをあて、押し伸ばす。反対側も同様に。

10秒

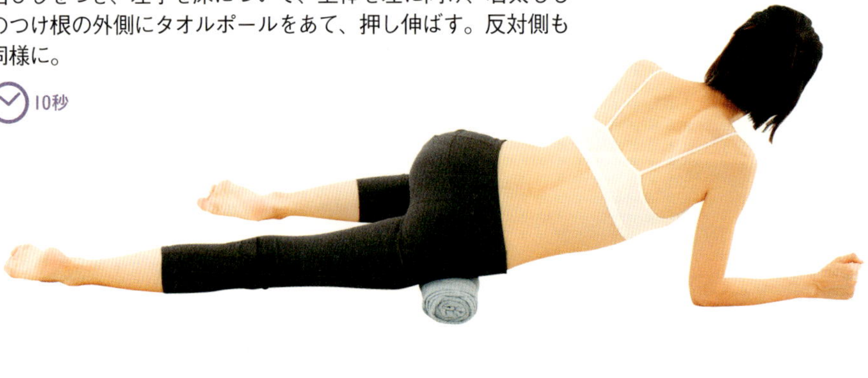

3 お尻の縮みをリリース

あお向けになり、お尻の下にタオルポールを置く。両腕を頭上にできるだけまっすぐ伸ばし、タオルポールを上下にずらしながら、お尻全体をリリースする。

お尻全体で10秒

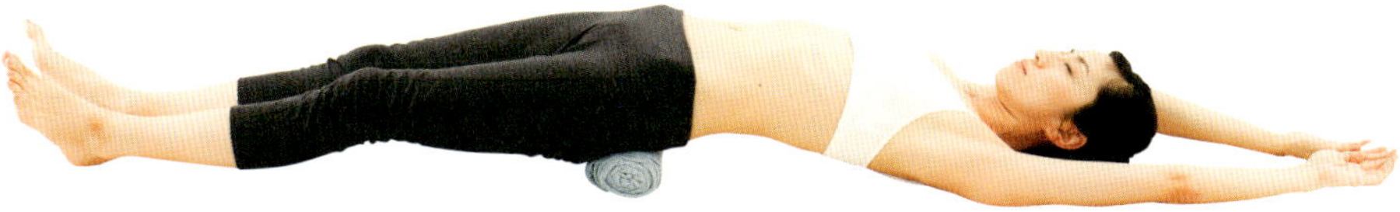

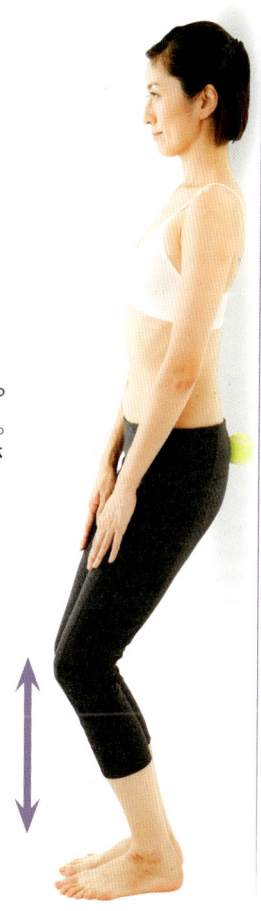

4 反り返った腰の張りをリリース

壁を背にして立ち、お尻の割れ目の少し上のやや右にテニスボールをあてて壁に押しつける。ひざを屈伸させ、ボールがあたる位置を上下させながらリリース。反対側も同様に。

10秒

日々の筋膜リリースで美脚ラインに矯正!

座りっぱなしの生活だと、脚が張って太く見えます。
また、骨盤がゆがんでＯ脚やＸ脚になりやすくなります。
筋膜リリースで、まっすぐな脚・キュッと締まった足首の、美脚のラインをつくりましょう!

1 腓腹筋・ヒラメ筋・アキレス腱をリリースし、ほっそり足首に

床に腰をおろし、後ろ手をついて脚を伸ばす。スプレー缶の上に右足首を置き、左の足首をのせて押し伸ばす。

10秒

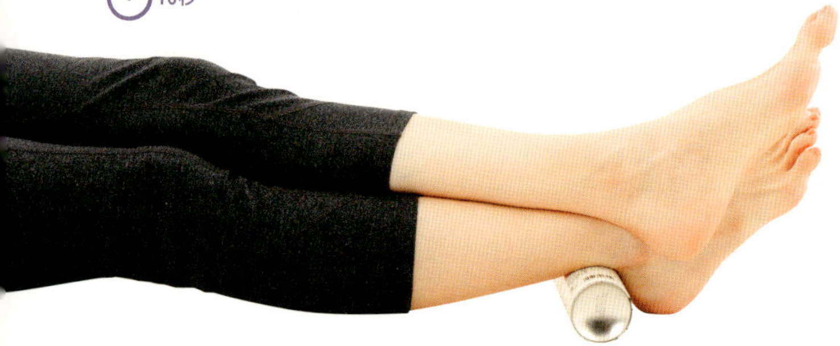

2 股関節リリースでまっすぐ伸びた脚に

うつ伏せになって右脚のつけ根にタオルを置く。ひじを立てて上体を起こし、右太ももの内側を押し伸ばす。

10秒

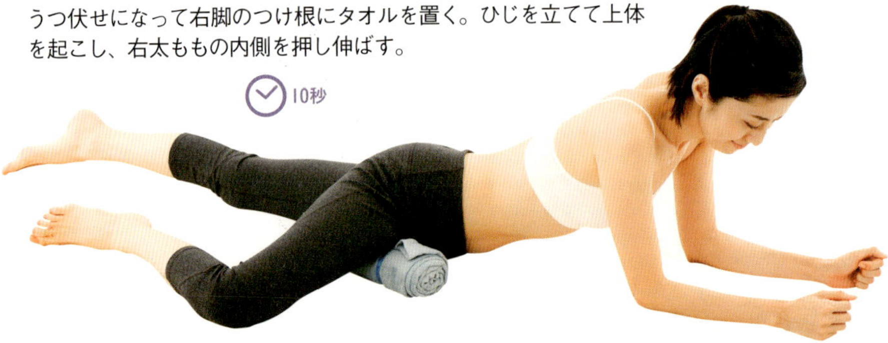

3 すね外側のリリースでひざ下を引き締める

からだを左向きにして横になり、すね側面の下にタオルポールをあてる。左ひじをつき、右手を床について腰を浮かし、タオルポールを上下させて押し伸ばす。

すね外側全体で10秒

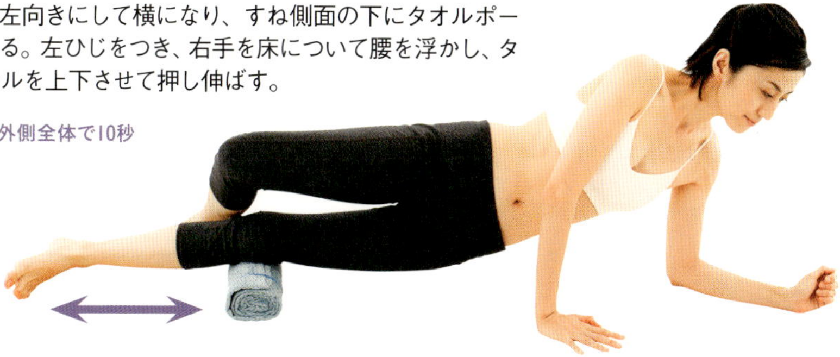

4 太もも外側リリースでスリムに見せる

そのままタオルポールを太ももに移動させ、タオルポールを上下にずらしながら太ももの外側全体を押し伸ばす。

太もも外側全体で10秒

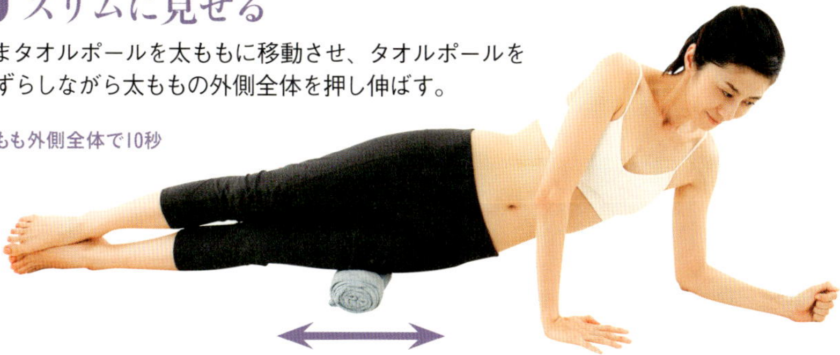

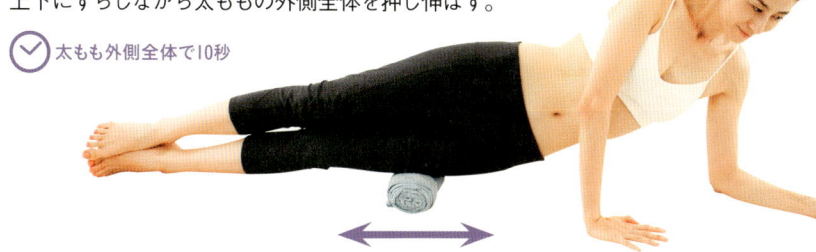

5 反対側も同様に

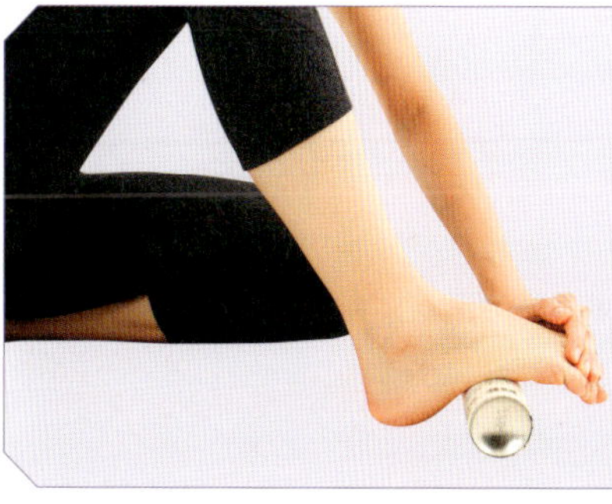

ハイヒールをはく人のリリース方

ひざを立てて座り、足裏にスプレー缶をあてる。手で足の指を押さえて足の甲を伸ばしながら、足裏もリリース。

10秒

表情筋のもっと奥まで伝わる深層フェイスリフト

ほうれい線や、目元・口元のしわ・たるみなど、見た目年齢を決定するさまざまな老化現象にも、筋膜は深くかかわっています。たとえば、美容整形で行なわれる施術にも、筋膜をターゲットとしたものが多くあります。

そもそも、**顔のたるみは加齢や表情グセなどによる表情筋と筋膜の硬縮が原因です。**

セルフケアでは、マッサージや表情筋エクササイズなどがありますが、顔は皮膚も筋肉も薄くてデリケートですから、ダメージを与えずに行なうには、それなりの経験とテクニックが必要です。

その点、**筋膜リリースは皮膚にも筋肉にもノーダメージ。**難しい技も力も、時間も場所も必要ありません。

しかも、最大のメリットは、**表情筋の深層へ、さらにからだの深層へと刺激が伝わること。気分までスッキリして頭痛や首・肩のこりも解消されるのです。**

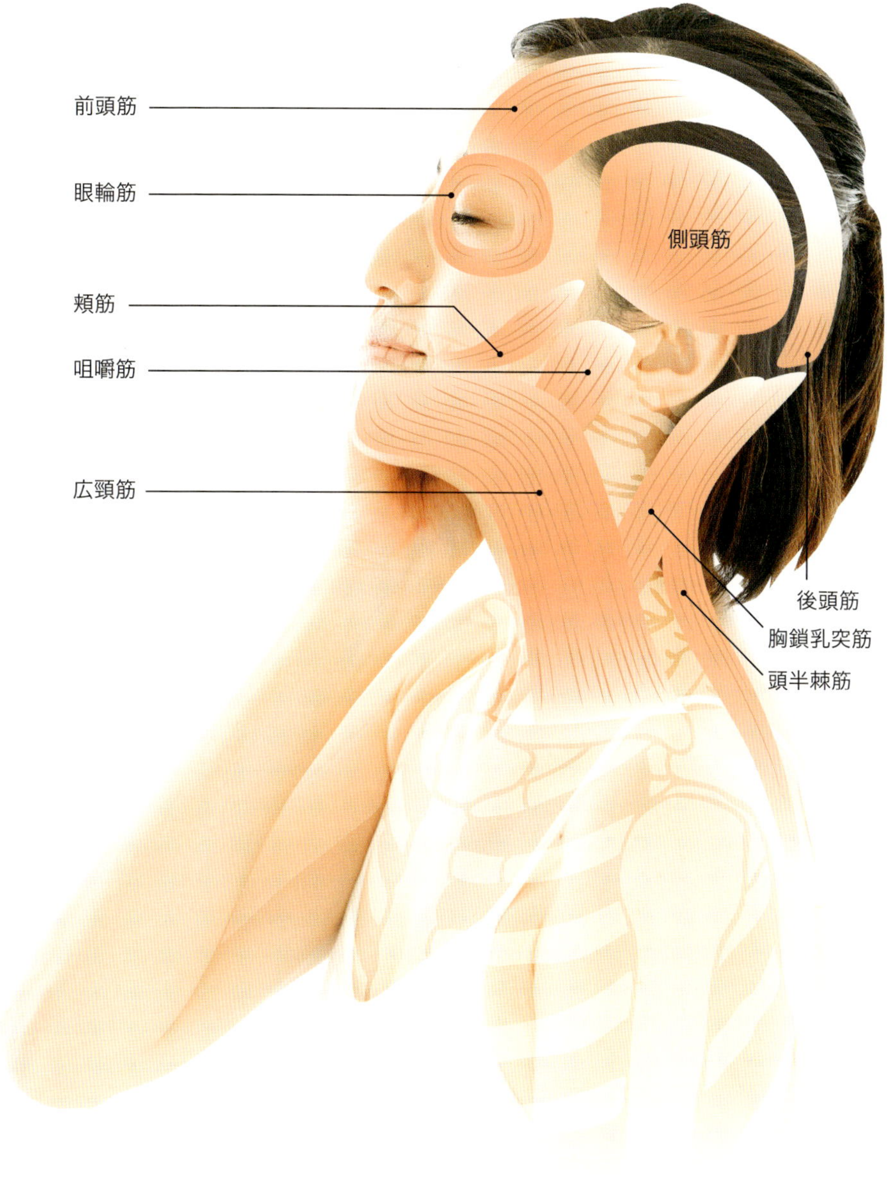
前頭筋
眼輪筋
側頭筋
頬筋
咀嚼筋
広頸筋
後頭筋
胸鎖乳突筋
頭半棘筋

顔のたるみは、姿勢の悪さがつくる。部分ケアでは変えられない

顔の筋膜は、からだとつながっている三次元的なネットワークの一部です。そのため、**顔にも姿勢の悪さがダイレクトに反映されます。**たとえば、猫背で首を突き出していると、首の後ろの筋膜が縮みます。すると、後頭部の筋膜が引っ張られ、それに対抗しようとして、口元〜首の前面〜胸をおおっている広頸筋が下に伸びてしまいます。その結果、口元がへの字に下がってしまいます。

顔は皮膚も筋肉や筋膜も非常に薄く、ほぼ一体化しているため、**姿勢の悪さによるからだの筋膜のたるみが、そのまま顔のたるみとなって現れやすい部位といえるでしょう。**

このように、顔のたるみは、ほうれい線や口元、目元など、気になる部分だけを表面からケアしたり、その部分だけを表情筋エクサで鍛えるだけではあまり効果を期待できません。まず、顔もからだの一部だと考えること。その上で、姿勢の悪さやクセによる影響を考慮し、筋膜リリースしていきましょう。

顔の筋膜リリースは、
前面から背面へと、1セットで行ないましょう

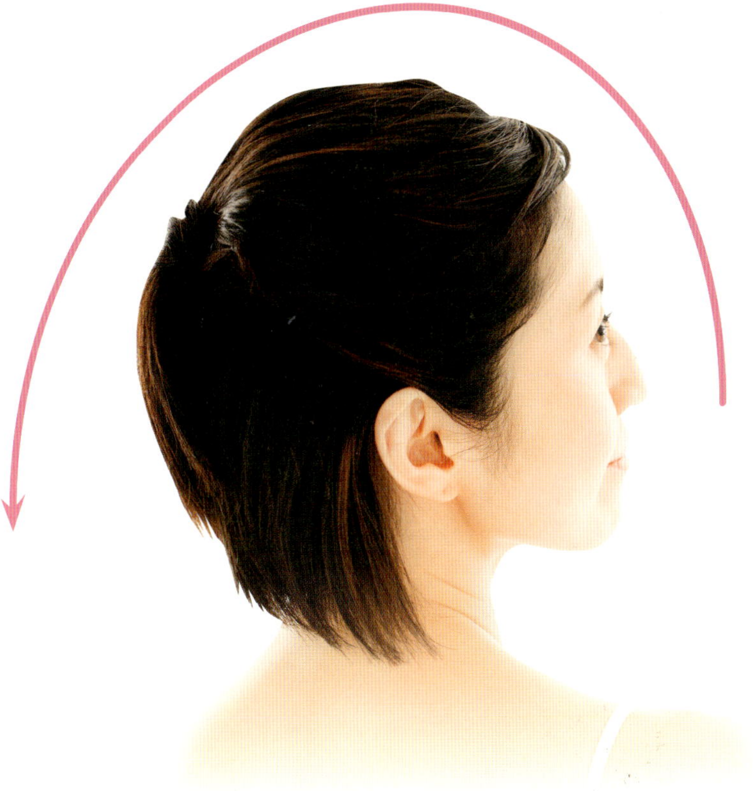

表情筋エクサをするなら、必ず筋膜リリースも併用して！

表情筋エクササイズは、加齢によって衰えていく表情筋を鍛えるという意味では効果的かもしれません。しかし、その結果、筋膜が硬縮・癒着してしまうと、逆にしわやたるみの原因になってしまいます。

表情筋エクササイズをするなら、必ず筋膜リリースも行って、筋膜の硬縮をリリースしましょう。

また、顔の筋肉は非常に薄く、筋膜と一体化している部分がほとんどです。あまりハードな表情筋エクサをすると、筋膜も硬縮を起こしやすくなります。顔にこりや痛みが発生しやすいので、ハード過ぎる表情筋エクササイズは避けましょう。

筋膜リリース・フロント

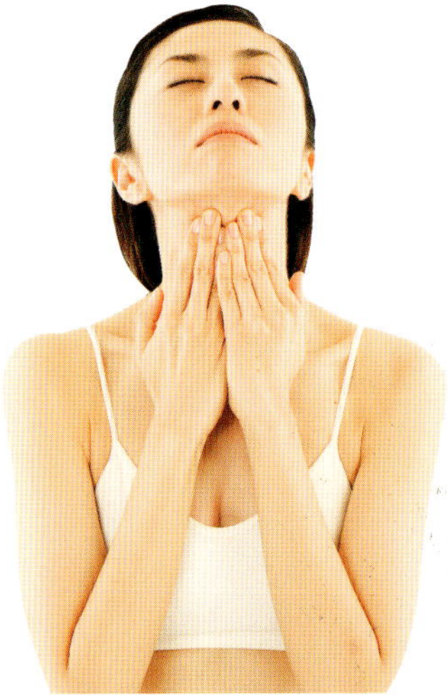

1 首とあごのたるみを止める

両手をあごと首の境目にあて、指の腹で軽く圧迫しながらゆっくりと鎖骨までなで下ろす。

あごの下から鎖骨まで10秒

2 フェイスラインのむくみすっきり

耳の前にある顎関節に親指の腹をあて、ぐっと両サイドから押さえながら口を開閉する。

10秒

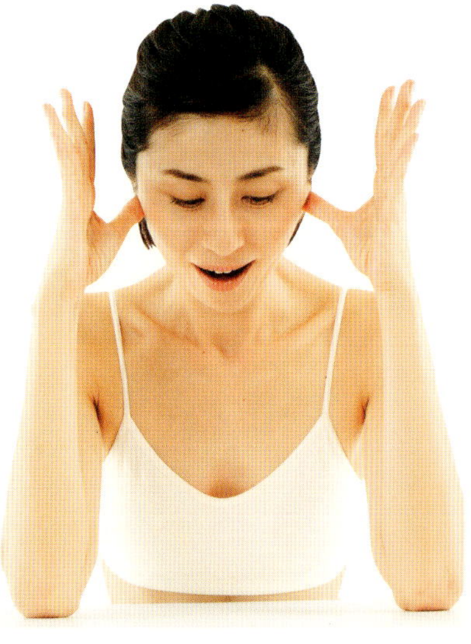

3 ほうれい線上の縮みをリリース

親指の腹を小鼻の横の頬骨の下端に引っかけるようにあて、親指で上に押し上げながら口を開閉する。少しずつ位置をずらしながら、頬骨の左右の端まで押し伸ばす。

頬全体で10秒

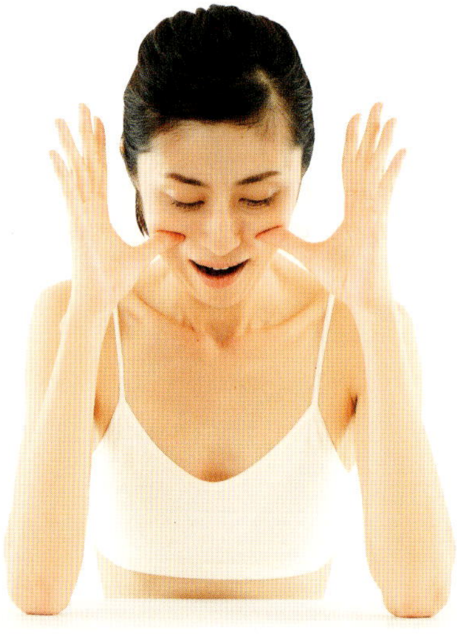

4 目の疲れをリリース

親指の腹を目頭の骨の凹みにあてる。そのままテーブルにひじをついて頭の重みで圧迫する。

10秒

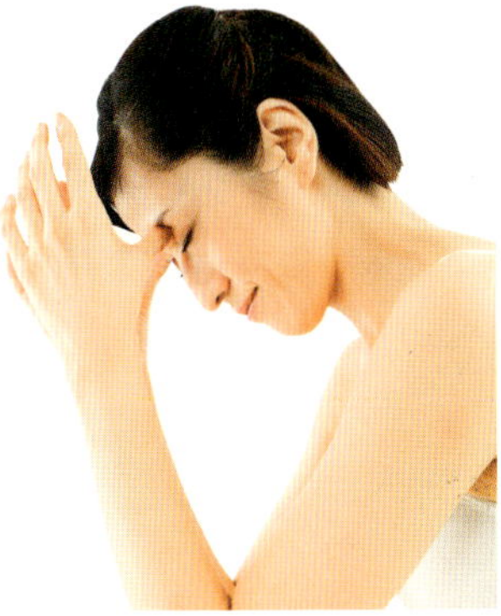

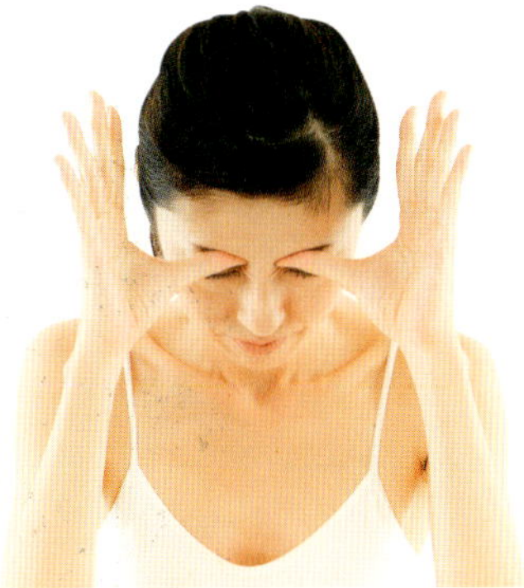

5 頬や口元のたるみすっきり

耳のつけ根全体を握り、耳を頭蓋骨から引き離すつもりで上下と後ろに引っ張る。

上・下・後ろ全部で10秒

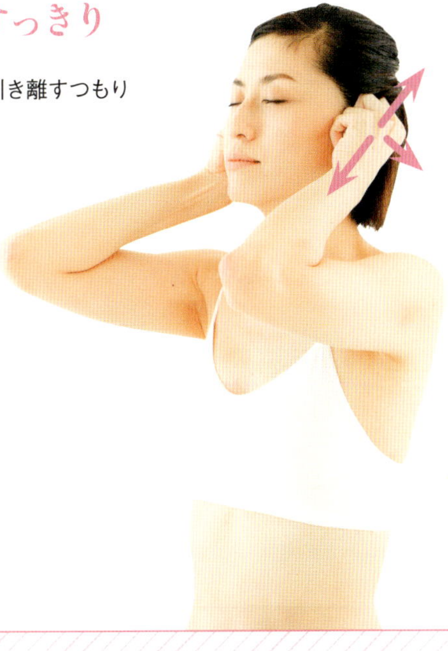

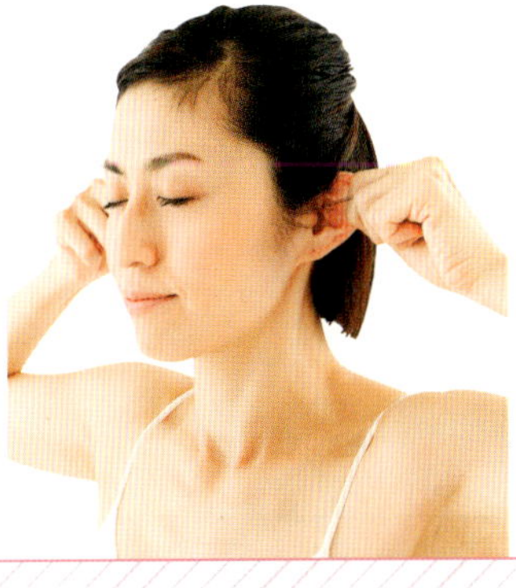

6 頭のこりをリリース

テーブルにひじをついてうつむく。指を大きく広げ、指の腹で頭を両サイドから圧迫する。

10秒

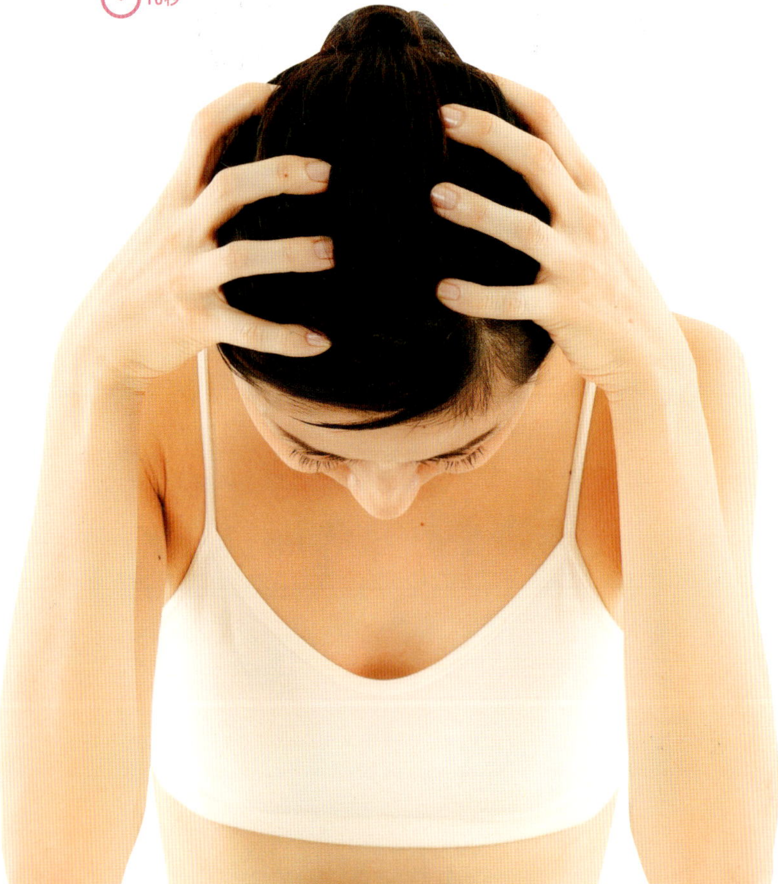

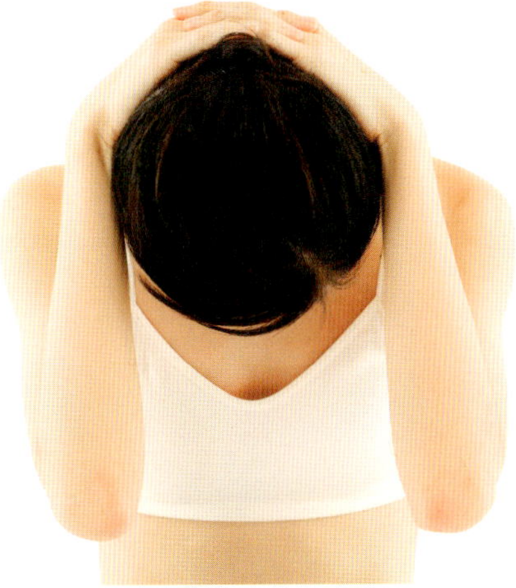

7 後頭部のこりをリリース

姿勢を正し、やや下を向く。首の後ろと頭の境目にある頭蓋骨の凹みにひっかけるようにして両手の指をあて、のどの方へ向かって押す。

10秒

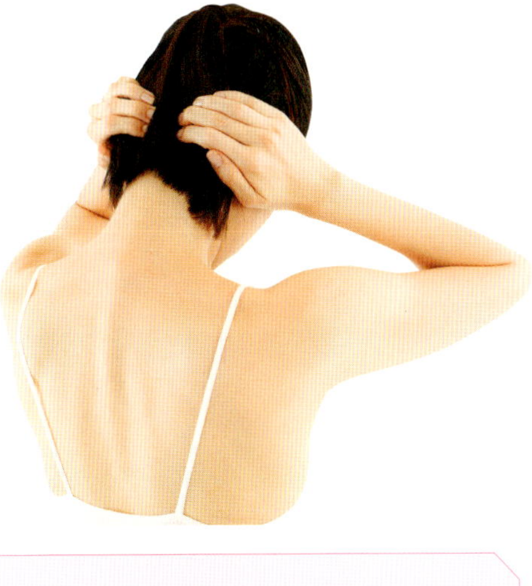

後頭部のリリースで、肩こりによる老化加速にストップ！

顔の筋膜は、頭の前面と背面の筋膜が互いに引っ張り合うことでバランスを保っています。ところが、慢性的な肩こり・首のこりを抱えていると、後頭部の筋膜も縮みやすくなってバランスが崩壊し、顔がたるみやすくなっていきます。

つまり、肩や首にこりを抱えていると、顔の老化に拍車がかかるということ！

ふだん意識していなくても、頭にもこりはできていて、放置しておくとどんどん硬縮が進んでいきます。

頭の前面だけでなく後頭部の筋膜も忘れずしっかりリリースし、顔の不要な老化を防ぎましょう。

あとがき

これほど医学が進んでいる現代でも、こりや痛みに悩む人は後を絶ちません。

しかも、ほとんどの人は「仕事がハードだから仕方ない」「疲れやストレスのせいだから仕方ない」と、なかばあきらめながら慢性的な痛みに耐えています。

私が以前修業時代に勤務していた整形外科や鍼灸マッサージ院、接骨院にも、常に多くの患者さんたちが通っていましたが、その大半が、言葉は悪いのですが「常連」の患者さんたち。重症になっては来院し、軽くなってもまたすぐ重症化して来院する……を繰り返している方々でした。

そんな患者さんたちの治療をしながら、私の中でさまざまな疑問が蓄積していきました。

せっかく治療しても根治しないのはなぜだろう？　なぜ、痛みと感じる部位と、原因になっている部位が違うのだろう。せめて、しょっちゅう来院する間隔をもっと長くしてあげることはできないだろうか……。

そこで、さまざまな文献を読みあさり、さまざまな専門家に師事して研究した結果、たどりついたのが「筋膜」であり「筋膜リリース」でした。

調べてみると、「筋膜」の存在は昔から注目されていたことがわかってきました。たとえば、東洋医学の「経絡」は、筋膜ネットワークと非常によく似ており、指圧やあんまは「経絡」に沿って行なわれますし、レオナルド・ダ・ヴィンチのスケッチにも、筋膜ネットワークらしきものが残されています。

また、欧米では１００年ほど前から民間療法、自然療法といった世界の中で筋膜研究が盛んになり、ロルフィング、筋膜マニピュレーションなどと呼ばれる、筋膜にアプローチする手法が次々と登場しています。

一方、西洋医学の世界では、長い間、筋膜は筋肉の付着物としてしかとらえられていませんでした。ところが、こうした流れの中、西洋医学の世界でも筋膜が注目されるようになり、トリガーポイント（痛みの発生源）が、筋肉ではなく筋膜上に存在していることが、科学的にも明らかになってきました。

つまり、こりや痛みを解消するには筋肉だけを見ていてはダメで、筋膜に注目しなければならないということが、科学的にもようやくハッキリしてきたというわけです。

ただし、筋膜が重要だということはわかっていても、筋膜リリースについては、今もさまざまな理論や方法が世の中に散在しています。

特に、ここ数年で筋膜リリースが急速に注目されるようになってからは、マッサージに筋膜の概念を取り入れたもの、ストレッチに筋膜リリースを取り入れたものなどが増えてきました。メディアでも、「筋膜リリース」という文字をよく見かけるようになりましたよね。

しかし、あまりにも急速に注目されるようになったため、プロでさえ、本当に人体の構造や機能を理解しないまま、筋膜リリースを行っているケースが非常に多くなっているのが現実です。

もっとも多い誤解は、「強く圧迫し過ぎる」ということ。筋膜は、強く圧迫し過ぎると、かえって硬縮や癒着を進めてしまいます。本書でも何度もお話ししたように、筋膜リリースは、「物足りないくらいの強さ」で行うのがベストです。

そのコツさえつかめば、筋膜リリースほど、簡単で効果的なこり・痛みのセルフケア法はありません。

毎日続けることで、日に日に体調がよくなり、見た目のからだのカタチが変わったり、肌の調子がよくなったり、スポーツのパフォーマンスも向上していく。そして、将来の病気や老化の予防にもつながる。これが、本書でご紹介する滝澤式筋膜リリースの目指すところです。

本書を手にしてくださったすべての方が、こりや痛み、慢性疲労をはじめとする不調やストレスからリリース（解放）され、いつも、いつまでも晴れ晴れとした毎日を過ごされることを、心から願っています。

２０１５年10月

ソル・エ・マーレ鍼灸整体治療院　代表

滝澤幸一

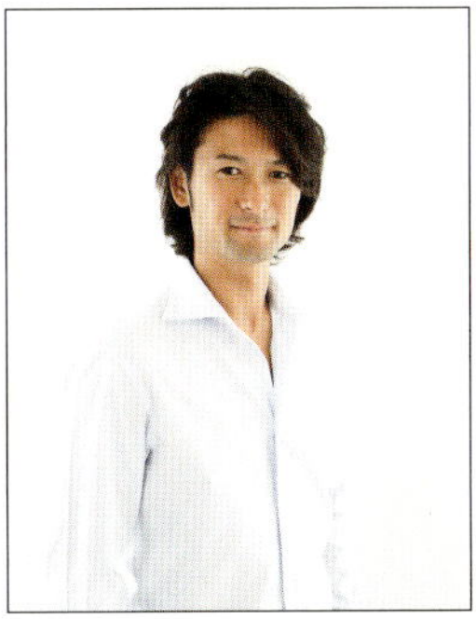

著者紹介

滝澤幸一

1983年、神奈川県生まれ。鍼灸師。ソル・エ・マーレ鍼灸整体治療院主宰。2002年から整形外科、鍼灸マッサージ院、接骨院等で就業するかたわら、アスレティックトレーナーとして活躍。ハンドボールU-16女子日本代表、劇団、バレリーナ、ピアニスト等を幅広くサポート。12年、横浜市で現在の治療院を開業。以降、スカッシュ日本代表トレーナー、日本オリンピック協会強化スタッフ、横浜栄フットボールクラブアスレティックトレーナーなどを歴任。鍼灸、整体、トリガーポイント、スポーツアロママッサージ、筋膜リリースを人それぞれに合わせて適所適用する治療で、トップアスリートからからだの痛みや不調に悩む中高年まで、幅広い層に支持されている。

STAFF

編集・執筆協力
城所知子

カバーデザイン
掛川竜

本文デザイン
鎌田僚

写真
園田昭彦

イラスト
新井博之

モデル
綾乃

ヘアメイク
出口理恵

校正
西進社

痛みとこりがラクになる
1日1分　筋膜リリース

2015年10月30日　初版第1刷発行
2017年 2 月22日　第6刷発行

著者　滝澤幸一

発行者　滝口直樹
発行所　株式会社マイナビ出版
〒101-0003
東京都千代田区一ツ橋2-6-3
一ツ橋ビル2F
TEL 0480-38-6872(注文専用ダイヤル)
03-3556-2731(販売部)
03-3556-2735(編集部)
URL http://book.mynavi.jp
印刷・製本　シナノ印刷株式会社

○定価はカバーに記載してあります。
○落丁本、乱丁本はお取り替えいたします。お問い合わせはTEL：0480-38-6872(注文専用ダイヤル)、または電子メール：sas@mynavi.jpまでお願いいたします。
○内容に関するご質問は、編集第2部まではがき、封書にてお問い合わせください。

ISBN 978-4-8399-5714-8